Die SOLUNATE

SOLUNAT	Organbezug	PZN 50 ml	PZN 100 ml
Nr. 17 Sanguisol	Stärkt die Psyche, das Herz und das Auge	2941505	2942284
Nr. 18 Splenetik	Löst körperliche und seelische Verhärtungen	2942290	2942597
Nr. 19, Stomachik I	Nichtentzündliche Magen-Darm-Erkrankungen	2942605	2942798
Nr. 20 Stomachik II	Chron. entzündliche Magen-Darm-Erkrankungen	2943504	2943510
Nr. 21 Styptik	Blutung, Durchfall, entzündungshemmend	2943993	2944001
Nr. 22 Strumatik I	Aktiviert die Schilddrüse, Kropf	2944656	2944952
Nr. 28 Äth. Essenz I	Muskeln und Nerven, Baunscheidtöl	0353997	0354005
Nr. 29 Äth. Essenz II	Rheumat. Erkrankungen, Atemwege	0354011	0354028
Nr. 23 Strumatik II	Kropf	Bezug über Gudjons-Apotheke, Augsburg	
Nr. 24 Ulcussan A	Geschwüre von Magen und Zwölffingerdarm		
Nr. 25 Azinat-Salbe	Hautleiden, Ekzeme, Fisteln, Furunkel		
Nr. 26 Alcangrol-Salbe	Geschwüre und Geschwülste		
Nr. 27 Struma-Salbe	Kropf		

Die Solunate

Dynamische Heilmittel für den Praktiker

Siegfried Sulzenbacher

ML VERLAG

Die vorliegende Veröffentlichung ist eine Anleitung zur Solunatherapie.
Alle aktuellen Informationen zu den Solunate finden sich im Internet unter *www.soluna.de*.

Wichtiger Hinweis

Die selbstständige Ausübung der Heilkunde ist nur Ärzten und Heilpraktikern, im Rahmen der Geburtshilfe auch Hebammen gestattet.

In allen Fällen, wo sich der Anwender nicht sicher ist, ist unverzüglich ein Arzt, ein Heilpraktiker oder ein Apotheker zu Rate zu ziehen.

Alle Angaben im Buch wurden sorgfältig erarbeitet, erfolgen jedoch ohne Gewähr. Weder der Autor noch der Verlag haften für eventuelle Nachteile oder Schäden, die möglicherweise aus der Anwendung der nachfolgenden Hinweise und Therapieempfehlungen resultieren könnten.

2. Auflage 2020

Druck: Generál Nyomda Kft., H-6727 Szeged

Titelbild: Rita Mühlbauer © Soluna

www.ml-buchverlag.de

ISBN: 978-3-96474-264-3

Inhaltsverzeichnis

Vorwort zur 1. Auflage

Die Solunate sind ein dynamisches Heilmittelsystem, das rhythmische Vorgänge im menschlichen Körper besonders berücksichtigt. Das System wurde um 1900 von Alexander von Bernus entwickelt. Die Solunate kamen um 1921 auf den Markt.

Bei der Entwicklung der Solunate baute von Bernus auf die jahrhundertealten Erkenntnisse von Paracelsus und auf das alchemistisch-spagyrische Wissen anderer Heilkundiger und Jatrochemiker[1] auf. Im Laufe der Jahre vervollständigte er sein System. Heute stehen 28 Heilmittel für den kranken Menschen zur Verfügung.

Die Solunate sind heute besonders wertvoll, da die moderne Zeit für viele Menschen Bedingungen schafft, welche sie aus ihrem natürlichen Rhythmus herausfallen lässt. Wird dieser Fehlentwicklung rechtzeitig entgegen gesteuert, dann können schwere und schwerste Erkrankungen oftmals verhindert werden.

Darin liegt der große Wert und der eigentliche Sinn der Solunate.

Siegfried Sulzenbacher, Heilpraktiker
München, im Herbst 2018

1 Ein Jatrochemiker war ein Arzt des Mittelalters, der für seine Patienten selbst Arzneimittel herstellte.

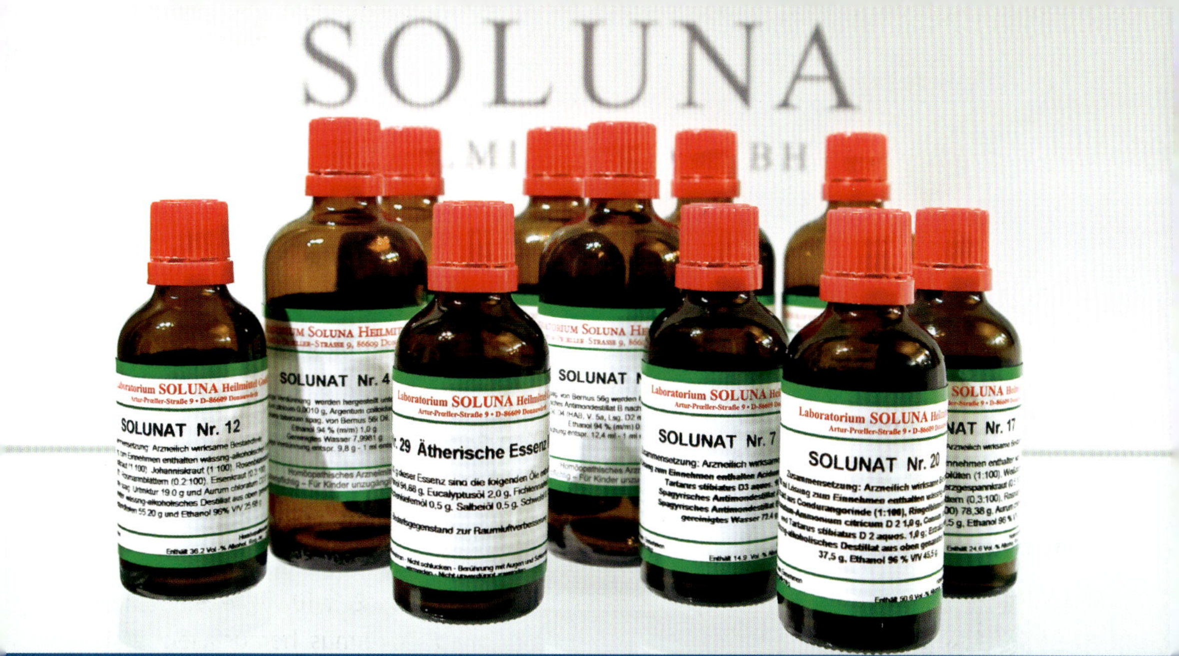

Die Solunate

Einführung

Die Solunate sind Heilmittel aus Pflanzen, Mineralien und Metallen. Im Gegensatz zur anthroposophischen Heilkunde[2] werden in den Solunaten keine tierischen Stoffe verwendet. Die Solunate sind also vegan und entsprechen damit den jüdischen „koscher" und den muslimischen „halal"-Vorschriften.

Die meisten Solunate sind alkoholische Urtinkturen, die ähnlich hergestellt werden wie Whiskey oder Kognak. Daher sind die Tropfen, unabhängig von den rechtlichen Rahmenbedingungen, auch ähnlich lange lagerfähig wie Whiskey oder Kognak. Dies ist besonders für eine Hausapotheke von Bedeutung, aus der nicht jedes Mittel täglich oder wöchentlich benötigt wird. Bei anderen Präparaten ist ein regelmäßiges Prüfen der Haltbarkeit wichtig, da alte Arzneimittel verdorben und damit gesundheitsschädlich sein können.

Aus diesen Naturstoffen werden 28 Heilmittel hergestellt, die ein vollständiges Heilmittelsystem bilden. Das bedeutet, dass sich die einzelnen Solunate in ihrer Aufgabe ergänzen, kranke Menschen wieder zur Gesundheit zurück zu führen.

Die Solunate sind einfach anzuwenden, sie wirken sicher und sind bei bestimmungsgemäßer Anwendung ohne Nebenwirkungen. Schlimmstenfalls haben sie nicht die Wirkung, die wir uns von ihnen erhofften.

Es werden nur Therapien beschrieben, bei denen der Autor im Laufe von über 40 Jahren positive Erfahrungen in seiner Praxis gemacht hat. Aber auch bewährte Hausmittel werden empfohlen, da sie die Solunatherapie oft sehr gut ergänzen.

In diesem Zusammenhang sollte man sich die Frage stellen, was Gesundheit eigentlich ist?

Hierzu gibt es verschiedene Definitionen. Die WHO[3] definiert Gesundheit wie folgt:

„Gesundheit ist ein Zustand des vollständigen körperlichen, geistigen und sozialen Wohlergehens und nicht nur das Fehlen von Krankheit oder Gebrechen."

2 Die anthroposophischen Arzneimittel werden hauptsächlich von den Firmen WALA und WELEDA hergestellt.

3 „Die World Health Organisation (WHO) ist die Gesundheitsorganisation der Vereinten Nationen.

Nach dieser WHO-Definition gibt es auf der ganzen Welt wahrscheinlich keinen einzigen wirklich gesunden Menschen. Der Philosoph Friedrich Nietzsche (1844–1900) definiert Gesundheit pragmatischer:

„Gesundheit ist dasjenige Maß an Krankheit, das es mir noch erlaubt, meinen wesentlichen Beschäftigungen nachzugehen."

Das bedeutet für die Praxis, dass vollständige Gesundheit im Sinne der WHO leider eine Illusion bleiben wird. Wir müssen damit zufrieden sein, wenn die wesentlichen Symptome zurücktreten und wir wieder die Freiheit erlangen, unser Leben zu gestalten.

Dabei können uns die Solunate eine wertvolle Hilfe sein.

Das Soluna-Arzneimittelsystem

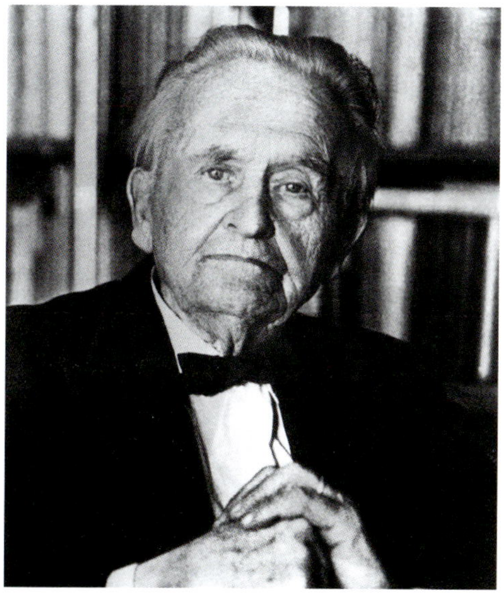

Alexander von Bernus vor seiner Bibliothek auf Schloß Donaumünster

Das Soluna-System umfasst 28 spagyrische Heilmittel nach Alexander von Bernus.

Es enthält

- 21 Komplextinkturen zum innerlichen Gebrauch:
  SOLUNAT Nr. 1 ... SOLUNAT Nr. 22[4].
- 2 Pulver zum innerlichen Gebrauch: SOLUNAT Nr. 23 Strumatik II und SOLUNAT Nr. 24 Ulcussan.
- 3 Salben zum äußerlichen Gebrauch:
  SOLUNAT Nr. 25 Azinat-Salbe, SOLUNAT Nr. 26 Alcangrol-Salbe und SOLUNAT Nr. 27 Struma-Salbe.
- 2 Ölmischungen zum äußerlichen Gebrauch:
  SOLUNAT Nr. 28 Ätherische Essenz I und SOLUNAT Nr. 29 Ätherische Essenz II.

4 Das SOLUNAT Nr. 13 fehlt, um abergläubische Personen nicht zu irritieren

Ergänzend werden auch einige Präparate der Kosmetik-Schwesterfirma Lunasol angewendet:

- LUNASOL Johanniskrautöl (bei Hautentzündungen)
- LUNASOL Raumspray (beruhigend und energetisch ausgleichend)
- LUNASOL Sportsalbe (bei allen Schmerzzuständen und zur Muskelregeneration)
- LUNASOL Kinderbalsam (bei Juckreiz)

Soluna und Lunasol sind also zwei Seiten der gleichen Bernus-Medaille. Lunasol-Produkte haben ihren Schwerpunkt auf dem Hautorgan, Solunate ihren Schwerpunkt bei Erkrankungen innerer Organe.

Die Solunate Nr. 23 (Pulver) und Nr. 24 (Pulver) und die 3 Solunat-Salben werden durch die Gudjons-Apotheke, Augsburg, hergestellt und geliefert. Die übrigen Solunate (Nr. 1 bis Nr. 22, Nr. 28 und Nr. 29) sowie die Lunasol-Produkte sind in jeder deutschen Apotheke vorrätig oder können kurzfristig beschafft werden.

Vor einigen Jahren mussten die Namen der Solunate aufgrund arzneimittelrechtlicher Vorgaben geändert werden. Die Namen durften keinen Hinweis mehr auf die Verwendung des Solunats geben. Aus diesem Grunde wurde z. B. Hepatik in SOLUNAT Nr. 8 umbenannt.

Kurzbeschreibung der Solunate

SOLUNAT	Alter Name	Hauptwirkung
Nr. 1	Alcangrol	Stoffwechselerkrankungen
Nr. 2	Aquavit	Körperliche Schwächezustände, akute Verdauungsstörungen
Nr. 3	Azinat	Abwehrsteigerung, entzündliche Erkrankungen
Nr. 4	Cerebretik	Psychisch-nervliche Spannungszustände, Schlafförderung
Nr. 5	Cordiak	Herz-Kreislauf-Erkrankungen
Nr. 6	Dyscrasin	Hautkrankheiten, Entgiftung
Nr. 7	Epidemik	Fiebersenkung
Nr. 8	Hepatik	Leber-Galle-Erkrankungen, Entgiftung
Nr. 9	Lymphatik	Lymph- und Drüsensystem, Hauterkrankungen, Entgiftung
Nr. 10	Matrigen I	Krämpfe während der Monatsregel, aktiviert das weibliche Hormonsystem

SOLUNAT	Alter Name	Hauptwirkung
Nr. 11	Matrigen II	beruhigt das weibliche Hormonsystem und die Menstruation, stillt Blutungen und Durchfall, entzündungshemmend
Nr. 12	Ophtalmik	Augenkrankheiten
Nr. 14	Polypatik	Unruhezustände, krampflösend und schmerzstillend, Ödeme
Nr. 15	Pulmonik	Erkrankungen des Atmungssystems, beruhigt Husten
Nr. 16	Renalin	Erkrankungen des Harnsystems, harnanregend, entgiftend
Nr. 17	Sanguisol	Depression, Herz- und Kreislaufschwäche, Augenschwäche
Nr. 18	Splenetik	Steinleiden, Sklerosen, Immunschwäche, Verschleimung
Nr. 19	Stomachik I	Akute Magen- und Darmerkrankungen
Nr. 20	Stomachik II	Chronische Magen- und Darmerkrankungen
Nr. 21	Styptik	Stillt Blutungen, Durchfall und starken Sekretfluss, entzündungshemmend
Nr. 22	Strumatik I	Regulation der Schilddrüse, Kropf
Nr. 28	Ätherische Essenz I	Äußerlich zum Einreiben bei rheumatischen Erkrankungen, Nervenschmerzen
Nr. 29	Ätherische Essenz II	Äußerlich zum Einreiben bei Erkrankungen der Atmungsorgane

Die folgenden Solunate können über die Gudjons-Apotheke in Augsburg bezogen werden.		
Nr. 23	Strumatik II Pulver	Kropf, zur Ergänzung von Nr. 22
Nr. 24	Ulcussan Pulver	Magen-Darm-Geschwüre, Sodbrennen, Helicobacterinfektion
Nr. 25	Azinat-Salbe	Für entzündliche Hauterkrankungen
Nr. 26	Alcangrol-Salbe	Für degenerative Hauterkrankungen
Nr. 27	Struma-Salbe	Kropf, zur Ergänzung von Nr. 22 und Nr. 23

Anwendungsregeln für die Solunate

Die Tropfen können direkt auf die Zunge gegeben oder mit etwas Wasser eingenommen werden. Damit ist ein Direktkontakt mit den Geschmacksnerven möglich.

Als Löffel ist ein Glas- oder Plastiklöffel zu verwenden. Ein Metalllöffel ist ungeeignet, weil die in den Solunaten enthaltenen Metallkolloide unwirksam würden.

Folgende Einnahmezeiten haben sich bewährt:

- „**Gold**"[5] wird morgens eingenommen, da es anregt (sympathikotone Wirkung).
- „**Silber**"[6] wird abends eingenommen, da es beruhigt (parasympathikotone Wirkung).
- „**Kupfer**"[7] wird vormittags oder mittags eingenommen, da es enzymatische Prozesse unterstützt und die Harnausscheidung anregt.
- „**Zink**"[8] wird vorzugsweise am späten Nachmittag oder abends eingenommen, da die Maximalzeit der Leber abends ist.

Das **Goldpräparat Nr. 5 Cordiak** ist einerseits ein Akutmittel, andererseits aber auch ein Heilmittel für chronische Herz-Kreislauf-Krankheiten. Im Akutfall kann SOLUNAT Nr. 5 Cordiak jederzeit (10 Tropfen auf 1 Stück Würfelzucker oder ein kleines Glas Sekt bei Kollapsgefahr) eingenommen werden. Im Verlauf einer Therapie wird man es jedoch vorzugsweise morgens oder am Vormittag anwenden, da Gold sympathikoton anregt.

Tee

Die Tropfen können auch mit einem therapeutisch indizierten Tee eingenommen werden. Für die Zubereitung des Tees gelten die Richtlinien der Phytotherapie. Der Tee ist nicht zu heiß, langsam und schluckweise zu trinken. Einige Teerezepte finden sie ab Seite 62.

Wein

Die Tropfen können auf ein Schnapsglas Südwein eingenommen werden. Weißwein ist in diesem Fall zu bevorzugen, da die im Rotwein enthaltenen Gerbstoffe stören könnten.

---

5 Die Goldpräparate sind SOLUNAT Nr. 2 Aquavit, SOLUNAT Nr. 5 Cordiak, SOLUNAT Nr. 12 Ophtalmik und SOLUNAT Nr. 17 Sanguisol.

6 Das Silberpräparat ist SOLUNAT Nr. 4 Cerebretik.

7 Das Kupferpräparat ist SOLUNAT Nr. 16 Renalin.

8 Das Zinkpräparat ist SOLUNAT Nr. 8 Hepatik.

Lediglich für die Einnahme von SOLUNAT Nr. 21 Styptik wird Rotwein empfohlen. Die Gerbstoffe verstärken hier die blutstillende Wirkung.

Wird zur Einnahme ein Tee oder Wein verwendet, dann wird in der Regel die Wirkung des Solunats verstärkt.

Von Bernus hat für die einzelnen Solunate folgende Einnahmeempfehlungen gegeben:

SOLUNAT	Einnahmeempfehlung
Nr. 1 Alcangrol	Wasser, Zinnkrauttee
Nr. 2 Aquavit	Wasser, Weißwein
Nr. 3 Azinat	Wasser, bei akuten Erkrankungen Schafgarbe- oder Zinnkrauttee
Nr. 4 Cerebretik	Wasser, Weißwein
Nr. 5 Cordiak	Wasser, Weißwein oder Melissentee, Sekt
Nr. 6 Dyscrasin	Wasser, Weißwein
Nr. 7 Epidemik	Wasser
Nr. 8 Hepatik	Wasser, Wegwartetee
Nr. 9 Lymphatik	Wasser
Nr. 10 Matrigen I	Wasser, Melissentee
Nr. 11 Matrigen II	Wasser, Rotwein, Hirtentäscheltee
Nr. 12 Ophtalmik	Augentrosttee, mit Augentrosttee auch äußerlich für Augenumschläge
Nr. 14 Polypathik	Wein, Baldriantee oder Wasser
Nr. 15 Pulmonik	Tee von Lungenkraut, Huflattich, Salbei, Kreuzblumenkraut
Nr. 16 Renalin	Wasser, Teemischung aus Bärentraubenblätter, Hirtentäschel und Zinnkraut
Nr. 17 Sanguisol	Wasser, Weißwein, Südwein, Johanniskrauttee
Nr. 18 Splenetik	Wasser, Weiß- oder Südwein, Traubensaft
Nr. 19 Stomachik I	Südwein, ein Stück Würfelzucker
Nr. 20 Stomachik II	Wasser, Magentee
Nr. 21 Styptik	Wasser, Darmtee gegen Durchfall, Rotwein
Nr. 22 Strumatik I	Wasser, Eichenrindentee
Nr. 23 Strumatik II	Pulver trocken auf der Zunge zergehen lassen
Nr. 24 Ulcussan	Pulver in 1 Glas abgekochtes Wasser geben oder in eine Oblate einwickeln
Salben	auf ein Stück Leinenstoff auftragen und auf die betroffenen Hautstellen legen

SOLUNAT	Einnahmeempfehlung
Öle	in die betroffenen Hautstellen einmassieren, bei innerlicher Anwendung einige Tropfen Öl auf 1 Stück Würfelzucker auftropfen und lutschen

Dosierung

In einem Buch können niemals alle Aspekte eines Patienten und seiner Erkrankung berücksichtigt werden. Daher muss jeder Behandler, abhängig von der aktuellen Situation seines Patienten, die Dosierung immer wieder neu festlegen. Jedoch sollten bei der Dosierung einige Regeln bedacht werden.

Unterschied akute und chronische Krankheiten

Bei einer akuten Erkrankung werden die Solunate nur wenige Tage oder Wochen eingenommen. Die Lebenskraft des Patienten ist noch nicht erschöpft, daher kann er eine höhere Dosierung verarbeiten. Unter höherer Dosierung verstehe ich 10–15 Tropfen pro Gabe.

Bei einer chronischen Krankheit müssen wir mit einer längeren Behandlungsdauer, vielleicht mit vielen Monaten rechnen. Die Krankheit konnte auch nur deshalb chronisch werden, weil die Lebenskraft des Patienten von Anfang an nicht stark genug war, die Krankheitskraft zu neutralisieren. Daher kann der Patient keine kräftigen Arzneigaben verarbeiten. Wir werden also niedriger dosieren, um seine ohnedies geschwächte Lebenskraft nicht zu überfordern, vielleicht 5 Tropfen pro Gabe.

Der Patiententyp (Huter'sche Typenlehre)

Carl Huter beschreibt drei Grundnaturelle

- das Ernährungs-Naturell,
- das Bewegungs-Naturell und
- das Empfindungs-Naturell.

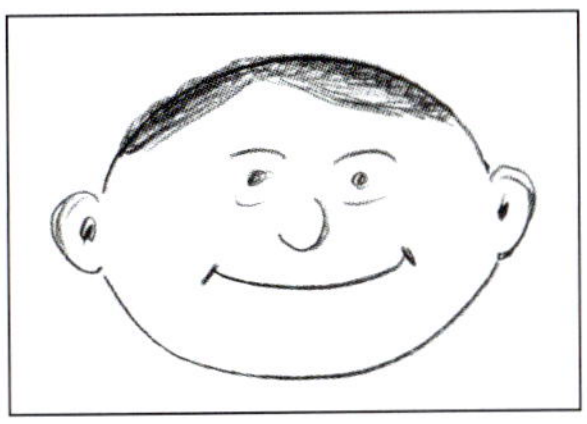

Das **Ernährungs-Naturell** reagiert träge auf alle äußeren Reize und damit auch auf Arzneireize. Daher sind kräftigere Dosierungen z. B. 10–15 Tropfen pro Gabe erforderlich, um überhaupt etwas zu bewegen.

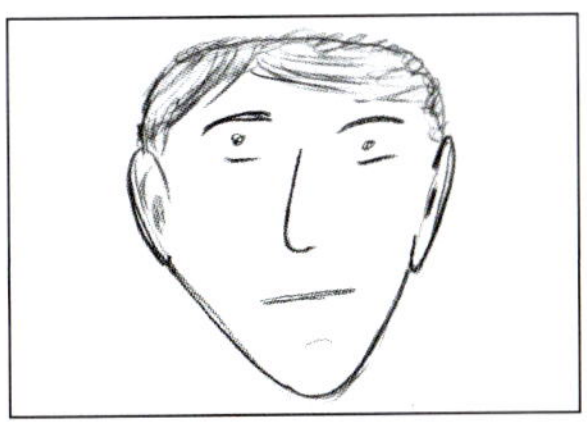

Das **Empfindungs-Naturell** reagiert sehr sensibel auf seine Umwelt und damit auch auf Arzneireize. Schwache Dosierungen sind erforderlich, um ihn nicht zu überfordern. 5 Tropfen pro Gabe oder weniger sind möglicherweise für einen Menschen dieser Konstitution gut geeignet.

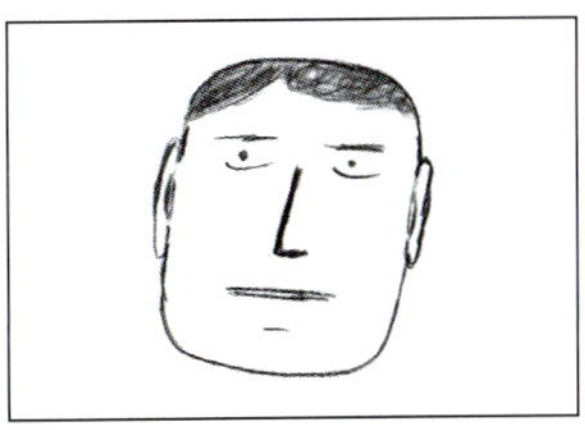

Das **Bewegungs-Naturell** liegt zwischen den beiden anderen Naturellen. Eine mittlere Dosierung zwischen 8–10 Tropfen ist für diesen Menschentyp oft geeignet.

Resonanz Behandler und Patient

Kräftige Behandler ziehen kräftige Patienten an. Sehr empfindsame Patienten suchen sich empfindsame Behandler. So benötigt eben jeder Patient seinen Behandler und auch seine Arzneimitteldosierung. Wenn einem kräftigen Patienten eine feinsinnige Arzneigabe verordnet wird, dann bewegt sich nichts. Der Patient sagt „das hat auch nichts gebracht" und er sucht sich einen massiveren Behandler, der besser zu ihm passt.

Unabhängig von den vorstehenden Betrachtungen erreichen die Solunate dosierungsabhängig unterschiedliche Wirkungsbereiche.

Erwachsene	Dosierung
Erwachsene: emotionaler Bereich	1–5 Tropfen täglich
Erwachsene: mentaler Bereich	bis zu 8 Tropfen täglich
Erwachsene: organisch-körperlicher Bereich	10 Tropfen ggf. mehrmals täglich, eventuell auch mehr

Für Kinder sind geringere Dosierungen erforderlich.

Kinder	Dosierung
Stillkinder	1 Tropfen täglich vor dem Stillen der Mutter auf die Brustwarze tropfen
Babys bis zum 2. Lebensjahr	1 Tropfen täglich, den Alkohol verdunsten lassen
Kinder bis zum 6. Lebensjahr	so viele Tropfen, wie das Kind Jahre zählt, jedoch nicht über 5 Tropfen

Auch **alkoholkranke Personen** können Solunate einnehmen. Man kann die Tropfen auf einen Plastiklöffel oder in ein Glasgefäß geben, den Alkohol verdunsten lassen, dann den Tropfenrückstand in Wasser lösen und einnehmen.

Therapiedauer

Die Solunate sollten nicht als Dauertherapie angewendet werden. Der Körper muss nach einer gewissen Zeit wieder zu seiner Eigenregulation zurückfinden. Es versteht sich eigentlich von selbst, dass eine viele Jahre dauernde Krankheit einer längeren Behandlung bedarf als die akute Störung eines sonst gesunden Menschen.

Gute Richtwerte sind:

- Besteht die Krankheit über Jahre, dann dauert die Heilung mindestens so viele Monate, wie die Krankheit in Jahren bereits andauert.
- Besteht die Krankheit Monate, ist mit einigen Wochen Therapiedauer zu rechnen.

Ob eine Krankheit heilbar ist oder ob nur ihre Auswirkungen gelindert werden können, hängt von der Art der Krankheit, vom Gesamtzustand des Kranken und von seinem Umfeld ab. Es hängt auch viel davon ab, wieweit der Kranke und sein Umfeld bereit sind, dazu zu lernen und oftmals lieb gewonnene Verhaltensweisen (z. B. Alkohol, Rauchen) zu ändern. All diese Fragen können jedoch niemals pauschal, sondern nur für den konkreten Einzelfall betrachtet werden.

Wie die Schulmedizin einen Krankheitsfall beurteilt, kann für die konkrete Situation lediglich als Richtwert und niemals als absolutes Gesetz gelten.

Vermeiden wir jede mechanische und lieblose Routine. Der Mensch ist das wunderbare Produkt eines weisen und liebevollen Schöpfers. Er kann sein Glück und seine Bestimmung nur im Rahmen der göttlichen Gesetze finden.

„Die höchste Form der Medizin ist die Liebe."
(Paracelsus)

Beschreibung der Solunate mit Therapiehinweisen

Bei den einzelnen Solunaten sind jeweils einige Therapiehinweise angegeben, die sich in der über 40-jährigen Praxis des Verfassers bewährt haben. Weitere Hinweise auf erfolgreiche Therapien finden Sie in der Hausapotheke ab Seite 53 und im Therapie-Teil ab Seite 127.

Die in der Beschreibung angegebenen Dosierungsangaben gelten für Erwachsene. Die Dosierungen für Kinder sind entsprechend anzupassen (siehe Seite 20).

SOLUNAT Nr. 1 Alcangrol

Metallprinzip	Zink
Planetenprinzip	Jupiter
Zielrichtung	Tumore, Stoffwechselstörungen
Therapiehinweise	**Magen- und Darmgeschwüre:** SOLUNAT Nr. 1 Alcangrol, SOLUNAT Nr. 20 Stomachik II und SOLUNAT Nr. 24 Ulcussan 3x täglich jeweils 5–10 Tropfen bzw. 1 Messerspitze auf Wasser vor dem Essen
	Diabetes Typ II: SOLUNAT Nr. 1 Alcangrol und SOLUNAT Nr. 8 Hepatik 3x täglich jeweils 5–15 Tropfen auf Wasser vor dem Essen
	Als Adjuvans bei Krebserkrankung: SOLUNAT Nr. 1 Alcangrol, SOLUNAT Nr. 9 Lymphatik und SOLUNAT Nr. 18 Splenetik 3x täglich jeweils 10–20 Tropfen auf 1 Tasse Zinnkrauttee, tagsüber schluckweise trinken
	Krebsangst für 3 Wochen täglich 1–3 Tropfen auf Wasser

SOLUNAT Nr. 2 Aquavit

Metallprinzip	Gold
Planetenprinzip	Sonne
Zielrichtung	Tonikum
Therapiehinweise	SOLUNAT Nr. 2 Aquavit, SOLUNAT Nr. 1 Alcangrol und SOLUNAT Nr. 8 Hepatik (je 3x täglich 5–10 Tropfen) stabilisieren den Stoffwechsel auch bei Krebsleiden und bei Diabetes Typ II. SOLUNAT Nr. 2 Aquavit bei Schwächezuständen, als Magentonikum, im Alter und in der Rekonvaleszenz 2–4x täglich 3–5 Tropfen auf Zucker oder auf 1 Likörglas Weißwein[10]. In dieser Dosierung wirkt Nr. Aquavit auch als auch als Aphrodisiakum.

SOLUNAT Nr. 3 Azinat

Metallprinzip	Antimon
Planetenprinzip	Erde
Zielrichtung	Immunsystem SOLUNAT Nr. 3 Azinat ist das Grundmittel bei allen akut entzündlichen Prozessen, bei der Fehlregulation immunologischer Vorgänge, bei Infekten, bei Rheuma, bei Fibromyalgie und bei der Störung der Blutbildung (Anämie) sowie des Drüsen- und Hautsystems.
Therapiehinweise	**Bei akuten entzündlichen Erkrankungen oder bei unklarem Fieber** SOLUNAT Nr. 3 Azinat 20–30 Tropfen auf 1 Tasse Schafgarben- oder Zinnkrauttee, tagsüber schluckweise trinken
	Bei akutem grippalem Infekt SOLUNAT Nr. 3 Azinat im täglichen Wechsel mit SOLUNAT Nr. 7 Epidemik, jeweils 3x täglich 10–15 Tropfen
	Bei einem Gichtanfall SOLUNAT Nr. 3 Azinat, SOLUNAT Nr. 16 Renalin, SOLUNAT Nr. 7 Epidemik und ggf. SOLUNAT Nr. 18 Splenetik sowie SOLUNAT Nr. 14 Polypatik, 3–4x täglich jeweils 5–10 Tropfen auf Wasser Nr. 3 Azinat stimuliert das Immunsystem, Nr. 7 Epidemik dämpft das Immunsystem und Nr. 17 Sanguisol baut das Immunsystem auf.

9 süßer Weißwein (Südwein) kein Rotwein, wegen der darin enthaltenen Gerbstoffe

SOLUNAT Nr. 4 Cerebretik

Metallprinzip	Silber
Planetenprinzip	Mond
Zielrichtung	beruhigt das Zentralnervensystem[11], vagotone Wirkung
Therapiehinweise	**Bei Krämpfen und bei Epilepsie** SOLUNAT Nr. 4 Cerebretik 3x täglich 5–10 Tropfen im täglichen Wechsel mit SOLUNAT Nr. 14 Polypatik und SOLUNAT Nr. 11 Matrigen II, jeweils 3x täglich 5–10 Tropfen. **Hysterie, Klimakterium** SOLUNAT Nr. 4 Cerebretik und SOLUNAT Nr. 10 Matrigen I, jeweils 3x täglich 5–10 Tropfen. **Schlafstörungen, Spannung, Stress, Migräne** SOLUNAT Nr. 4 Cerebretik und SOLUNAT Nr. 7 Epidemik, jeweils 3x täglich 5–15 Tropfen **Stenocardien, Herzrhythmusstörung** SOLUNAT Nr. 4 Cerebretik abends 10–15 Tropfen auf Wasser oder Weißwein und SOLUNAT Nr. 5 Cordiak morgens und mittags 10 Tropfen

10 SOLUNAT Nr. 17 Sanguisol regt das vegetative Nervensystem an (Sympathikotonie).

SOLUNAT Nr. 5 Cordiak

Metallprinzip	Gold
Planetenprinzip	Sonne
Zielrichtung	Erkrankungen von Herz und Kreislauf, appetitanregend auch bei Anorexia nervosa
Therapiehinweise	**Allgemein bei Herzkrankheiten** SOLUNAT Nr. 5 Cordiak und SOLUNAT Nr. 17 Sanguisol, morgens und vormittags je 5–10 Tropfen
	Bei cardialen Ödemen morgens und vormittags SOLUNAT Nr. 5 Cordiak 5–10 Tropfen und nach dem Mittagessen und nachmittags SOLUNAT Nr. 16 Renalin 5–10 Tropfen auf 1 Tasse Goldrutentee (Hb. Solidaginis)
	Bei koronarer Herzkrankheit SOLUNAT Nr. 5 Cordiak, SOLUNAT Nr. 14 Polypatik und SOLUNAT Nr. 18 Splenetik jeweils 5–10 Tropfen auf 1 Tasse Melissenkrauttee tagsüber schluckweise
	Zur allgemeinen Kräftigung von Herz und Kreislauf 5–10 Tropfen SOLUNAT Nr. 5 Cordiak auf 1 Tasse Melissenkrauttee tagsüber schluckweise
	Im Akutfall 10 Tropfen auf 1 Stück Würfelzucker oder 1 kleines Glas Sekt, die Gabe kann bei Bedarf wiederholt werden
	Prüfungsangst SOLUNAT Nr. 5 Cordiak und SOLUNAT Nr. 14 Polypatik 3x täglich und unmittelbar vor der Prüfung jeweils 5–10 Tropfen
	Freudlosigkeit SOLUNAT Nr. 5 Cordiak und SOLUNAT Nr. 17 Sanguiso 3x täglich jeweils 5–10 Tropfen

SOLUNAT Nr. 6 Dyscrasin

Metallprinzip	Antimon
Planetenprinzip	Erde
Zielrichtung	SOLUNAT Nr. 6 Dyscrasin löst Immunblockaden über Entgiftung[11], daher ist es für Hautkrankheiten, Allergie, Akne, Ekzeme sowie zur Engiftung bei Rheuma geeignet
Therapiehinweise	Um die gelösten Giftstoffe auszuscheiden, sollte SOLUNAT Nr. 9 Lymphatik, SOLUNAT Nr. 8 Hepatik und SOLUNAT Nr. 16 Renalin mitverordnet werden (Dosierung siehe bei Ausleitung Seite 129) Betroffene Hautpartien mit SOLUNAT Nr. 25 Azinat-Salbe behandeln
	Bei Psoriasis SOLUNAT Nr. 6 Dyscrasin und SOLUNAT Nr. 8 Hepatik: 2–3x täglich jeweils 5 Tropfen auf Südwein oder Wasser einnehmen

SOLUNAT Nr. 7 Epidemik

Metallprinzip	Antimon
Planetenprinzip	Erde
Zielrichtung	Alle fieberhaften Infektionskrankheiten, Rheuma besonders Gelenkrheuma, SOLUNAT Nr. 7 Epidemik wirkt fiebersenkend.
Therapiehinweise	SOLUNAT Nr. 7 Epidemik soll immer im Wechsel mit SOLUNAT Nr. 3 Azinat verordnet werden
	Bei Neigung zu Fieberkrämpfen SOLUNAT Nr. 7 Epidemik und SOLUNAT Nr. 4 Cerebretik vormittags und nachmittags je 10 Tropfen auf 1 Glas Wasser, langsam schluckweise trinken. Diese Dosierung gilt ab dem 6. Lebensjahr.

11 SOLUNAT Nr. 6 Dyscrasin entgiftet das Immunsystem, SOLUNAT Nr. 17 Sanguisol stärkt das Immunsystem

SOLUNAT Nr. 8 Hepatik

Metallprinzip	Zink
Planetenprinzip	Jupiter
Zielrichtung	Erkrankungen der Leber und des Gallensystems
Therapiehinweise	Die Dosis von SOLUNAT Nr. 8 Hepatik soll so lange gesteigert werden, bis eine deutliche Vermehrung der Harnausscheidung einsetzt. **Bei Gallensteinen** SOLUNAT Nr. 8 Hepatik und SOLUNAT Nr. 18 Splenetik 1–2x täglich 5–15 Tropfen auf Wasser oder auf 1 Tasse Wegwartetee tagsüber schluckweise trinken. Nicht bei Stauungsikterus. **Bei Nieren- und Blasensteinen** SOLUNAT Nr. 8 Hepatik, SOLUNAT Nr. 16 Renlin und SOLUNAT Nr. 18 Splenetik: 1–2x täglich jeweils 5–15 Tropfen auf Wasser oder auf 1 Tasse Wegwartetee tagsüber schluckweise trinken.

SOLUNAT Nr. 9 Lymphatik

Metallprinzip	Merkur
Planetenprinzip	Lymphsystem
Zielrichtung	Erkrankungen des Lymphsystems
Therapiehinweise	Regt das Lymphsystem zur Ausscheidung der im Bindegewebe abgelagerter Giftstoffe an, bei Drüsenerkrankungen, Hautkrankheiten und Stoffwechselstörungen **Hautkrankheiten** SOLUNAT Nr. 9 Lymphatik kombinieren mit SOLUNAT Nr. 6 Dyscrasin im täglichen Wechsel mit SOLUNAT Nr. 1 Alcangrol: 1–2x täglich jeweils 5–10 Tropfen auf Wasser **Bei Myom** SOLUNAT Nr. 9 Lymphatik kombinieren mit SOLUNAT Nr. 1 Alcangrol. **Bei Zahneingriffen** vor dem Eingriff SOLUNAT Nr. 9 Lymphatik, nach dem Eingriff Arnica D12 bis C30 **Nach Krebs-OP** SOLUNAT Nr. 9 Lymphatik niedrig dosieren **Bei Therapieblockaden** SOLUNAT Nr. 9 Lymphatik einige Wochen niedrig dosiert. Wenn man das Lymphsystem anregt, dann regt man automatisch das Immunsystem an.

SOLUNAT Nr. 10 Matrigen I, aktivierend

Metallprinzip	Calcium als Ergänzung zu Silber
Planetenprinzip	Mondprinzip (anregend)
Zielrichtung	regt den Calciumhaushalt und den weiblichen Hormonhaushalt an, spasmolytisch
Therapiehinweise	fördert die Menstruation, unterstützt die Knochen- und Zahnbildung der Kinder, wenn Jugendliche nicht in die Pubertät kommen, Osteoporose im Alter, dämpfend bei Phosphatübererregbarkeit
	Krampfhafte Zustände, Epilepsie SOLUNAT Nr. 10 Matrigen I, SOLUNAT Nr. 14 Polypatik und SOLUNAT Nr. 4 Cerebretik, jeweils 15–20 Tropfen auf 1 Tasse Melissentee tagsüber schluckweise, Therapiebeginn nach der Monatsregel
	Geburtshilfe Wenn Wehen einsetzen, stündlich 10 Tropfen
	Sterilität bei der Frau Einmalig eine Gabe Cuprum C30, dann SOLUNAT Nr. 10 Matrigen I, SOLUNAT Nr. 16 Renalin und SOLUNAT Nr. 4 Cerebretik: 3x täglich jeweils 10 Tropfen auf Wasser
	Sexuelle Dysfunktion beim Mann SOLUNAT Nr.2 Aquavit

SOLUNAT Nr. 11 Matrigen II, retardierend

Metallprinzip	Calcium als Ergänzung zu Silber
Planetenprinzip	Mondprinzip (dämpfend)
Zielrichtung	Dämpft den weiblichen Hormonhaushalt und ganz allgemein den Säftehaushalt
Therapiehinweise	**Bei zu starker, zu häufiger oder zu lang andauernder Menstruation, bei Vaginalmykosen** SOLUNAT Nr. 11 Matrigen II: 20 Tropfen auf 1 Tasse Hirtentäscheltee tagsüber schluckweise trinken, Therapiebeginn nach der Regel!
	Bei Durchfall SOLUNAT Nr. 11 Matrigen II im Wechsel mit SOLUNAT Nr. 21 Styptik: stündlich 10 Tropfen

SOLUNAT Nr. 11 Matrigen II, retardierend (Fortsetzung)

Therapiehinweise	**Bei chronischer Colitis und blutigen Durchfällen** SOLUNAT Nr. 11 Matrigen II und SOLUNAT Nr. 19 Stomachik I abwechselnd mit SOLUNAT Nr. 20 Stomachik II und SOLUNAT Nr. 21 Styptik: 3x täglich jeweils 10 Tropfen auf Rotwein
	Bei Endometriose (macht oft auch keine Probleme) SOLUNAT Nr. 1 Alcangrol und SOLUNAT Nr. 16 Renalin und SOLUNAT Nr. 11 Matrigen II kombinieren. Einnahme ab dem Eisprung beginnen. Wichtig ist hier auch eine Darmsanierung. Positive Beschäftigungen wie TaiChi, Qi Gong usw. sind therapeutisch sehr wertvoll.

SOLUNAT Nr. 12 Ophthalmik

Metallprinzip	Gold
Planetenprinzip	Sonne
Zielrichtung	kräftigt die Augen und das Sehvermögen, stärkt auch das innere Auge (Erkenntnisfähigkeit).
Therapiehinweise	**Bei degenerativen Augenkrankheiten (grauer Star, Katarakt)** SOLUNAT Nr. 12 Ophtalmik mit SOLUNAT Nr. 8 Hepatik: 3x täglich jeweils 5–15 Tropfen auf Wasser verordnen
	Bei entzündlichen Augenkrankheiten und bei Degeneration des Sehnervs (grüner Star, Glaukom) mit SOLUNAT Nr. 16 Renalin und SOLUNAT Nr. 9 Lymphatik im täglichen Wechsel verordnen: jeweils 3x täglich 5–15 Tropfen auf Wasser
	Zusätzlich in jedem Fall hinzugeben **Innerlich** SOLUNAT Nr. 12 Ophtalmik 2–4 Tropfen auf 1 Tasse Augentrosttee, tagsüber **Äußerlich** SOLUNAT Nr. 12 Ophtalmik 1–4 Tropfen auf 1 Tasse Augentrosttee, lauwarme Umschläge bei sehr empfindlichen Augen: Mittel mit Wasser verdünnen (z. B. 1 Tropfen Nr. 12 Ophtalmik auf etwas Wasser)

SOLUNAT Nr. 14 Polypatik

Metallprinzip	Blei
Planetenprinzip	Saturn
Zielrichtung	spasmolytisch und antiödematös
Therapiehinweise	SOLUNAT Nr. 14 Polypatik wird bei allen Zuständen mit übersteigerter Spannung und Stress eingesetzt. Dabei benötigen alte Menschen oftmals eine höhere Dosierung z. B. 3x 20–30 Tropfen täglich Bei folgenden Fällen muss SOLUNAT Nr. 14 Polypatik immer mit dem organspezifischen Mittel ergänzt werden:
	Bei Manien, seelischen Spannungen SOLUNAT Nr. 4 Cerebretik
	Bei Bluthochdruck SOLUNAT Nr. 4 Cerebretik und SOLUNAT Nr. 16 Renalin
	Bei Ödemen SOLUNAT Nr. 9 Lymphatik und SOLUNAT Nr. 16 Renalin
	Bei Krämpfen, Epilepsie oder Eklampsie SOLUNAT Nr. 14 Polypatik stets im Wechsel mit SOLUNAT Nr. 4 Cerebretik und SOLUNAT Nr. 10 Matrigen I anwenden
	Dosierung SOLUNAT Nr. 14 Polypatik, 2–3x täglich 5–10 Tropfen auf Südwein, Baldriantee oder Wasser und die organspezifischen Mittel in gleicher Dosierung hinzugeben

Polypatik wirkt dosisabhängig stark beruhigend, da es Bromverbindungen enthält. Deshalb wird die Flasche auch mit einem kindersicheren Verschluß ausgeliefert.

Wenn Polypatik in höherer Dosierung eingenommen wird, sollte kein Kraftfahrzeug geführt oder an Maschinen gearbeitet werden.

SOLUNAT Nr. 15 Pulmonik

Metallprinzip	Quecksilber (Silicea)
Planetenprinzip	Merkur
Zielrichtung	Alle Erkrankungen der Atmungsorgane
Therapiehinweise	**Bei Pneumonie** SOLUNAT Nr. 15 Pulmonik im täglichen Wechsel mit SOLUNAT Nr. 3 Azinat und SOLUNAT Nr. 7 Epidemik einsetzen. Dosierung: 3–4x täglich jeweils 5–15 Tropfen auf Bronchialtee
	Bei Asthma SOLUNAT Nr. 15 Pulmonik mit SOLUNAT Nr. 16 Renalin kombinieren: 2–3x täglich 5–15 Tropfen auf 1 Tasse Bronchialtee. Wenn starke Krämpfe vorliegen, dann sollte zusätzlich SOLUNAT Nr. 14 Polypatik eingesetzt werden. Dosierung: 2–3x täglich 5–10 Tropfen

SOLUNAT Nr. 16 Renalin

Metallprinzip	Kupfer
Planetenprinzip	Venus
Zielrichtung	Erkrankungen der Urogenitalorgane
Therapiehinweise	**Bei Erkrankungen der Urogenitalorgane** SOLUNAT Nr. 16 Renalin: 2x täglich 5–10 Tropfen auf Wasser oder 10 Tropfen auf 1 Tasse Nierentee
	Bei essentiellem Bluthochdruck SOLUNAT Nr. 16 Renalin: bis zu 3x 30 Tropfen täglich über mehrere Monate
	Bei renalem Bluthochdruck SOLUNAT Nr. 16 Renalin mit SOLUNAT Nr. 14 Polypatik kombinieren: 3x täglich 5–15 Tropfen auf Wasser oder Weißdornblättertee (Crataegus)
	Bei Nieren- u. Blasensteinen SOLUNAT Nr. 16 Renalin im täglichen Wechsel mit SOLUNAT Nr. 18 Splenetik: 2–3x täglich 5–10 Tropfen auf Wasser oder jeweils 10 Tropfen auf 1 Tasse Nierentee

SOLUNAT Nr. 17 Sanguisol

Metallprinzip	Gold
Planetenprinzip	Sonne
Zielrichtung	Psyche, Herz und Kreislauf
Therapiehinweise	Goldpräparate sollen möglichst vormittags eingenommen werden, da sie den Sympathikus anregen. Bei zu heftiger symathikotoner Reaktion kann Gold mit Silber antidotiert werden. Man gibt in diesem Fall mehrmals täglich 10–20 Tropfen SOLUNAT Nr. 4 Cerebretik auf etwas Wasser. **Bei Herzleiden** SOLUNAT Nr. 17 Sanguisol mit SOLUNAT Nr. 5 Cordiak kombinieren: jeweils 2–3x vormittags 5–10 Tropfen auf Wasser
	Bei Augenleiden SOLUNAT Nr. 17 Sanguisol mit SOLUNAT Nr. 12 Ophtalmik kombinieren: jeweils 2–3x vormittags 5–10 Tropfen auf Wasser
	Bei Apoplexie und Lähmungen SOLUNAT Nr. 17 Sanguisol im Wechsel mit SOLUNAT Nr. 14 Polypatik und SOLUNAT Nr. 4 Cerebretik kombinieren: jeweils 2–3x vormittags 5–10 Tropfen auf Wasser
	Bei Appetitlosigkeit, Depression, niedriger Blutdruck, Mangel an Vitalität SOLUNAT Nr. 17 Sanguisol mit SOLUNAT Nr. 2 Aquavit: jeweils 2–3x vormittags 5–10 Tropfen auf 1 Tasse Johanniskrauttee einnehmen
	Bei Abwehrschwäche SOLUNAT Nr. 17 Sanguisol mit SOLUNAT Nr. 3 Azinat kombinieren: jeweils 2–3x vormittags 5–10 Tropfen auf Wasser

SOLUNAT Nr. 18 Splenetik

Metallprinzip	Blei
Planetenprinzip	Saturn
Zielrichtung	ausscheidend
Therapiehinweise	SOLUNAT Nr. 18 Splenetik wirkt schleimlösend, ausscheidend und leicht abführend Es wird bei „tartarischen" Krankheiten eingesetzt. Tartarische Krankheiten im Sinne von Paracelsus sind Sklerotisierungen (Arteriosklerose), Ablagerungen und Steinbildung, aber auch „psychische" Verhärtungen. Folgende Kombinationen sind bewährt: **Zur Unterstützung des Immunsystems durch Ausleiten von Krankheitserregern** SOLUNAT Nr. 3 Azinat, SOLUNAT Nr. 9 Lymphatik und Nr. 16 Renalin kombinieren, von jedem Solunat 1–2x täglich 5–10 Tropfen
	Magen- und Darmleiden mit SOLUNAT Nr. 20 Stomachik II kombinieren: 2–3x täglich jeweils 5–10 Tropfen auf Wasser
	Nieren- und Blasensteine mit SOLUNAT Nr. 16 Renalin kombinieren: 2–3x täglich jeweils 5–10 Tropfen auf Wasser
	Gallensteine mit SOLUNAT Nr. 8 Hepatik kombinieren: 2–3x täglich 5–10 Tropfen auf Südwein oder 1 Likörglas Traubensaft
	SOLUNAT Nr. 18 Splenetik ist auch hilfreich bei chronisch kalten Händen und Füssen.

SOLUNAT Nr. 19 Stomachik I

Metallprinzip	Ergänzungsmittel zu Silber
Planetenprinzip	Mond
Zielrichtung	Magenfunktionsstörung, akut
Therapiehinweise	SOLUNAT Nr. 19 Stomachik I wird bei akuten funktionellen Magenstörungen eingesetzt. Es wirkt spasmolytisch und regt die Magensaftproduktion an. Es unterstützt bei Gallenkoliken und Blähungen. Folgende Kombinationen sind bewährt: **Bei nervösen Magen-Darmbeschwerden** SOLUNAT Nr. 19 Stomachik I mit SOLUNAT Nr. 4 Cerebretik: jeweils 5–10 Tropfen auf Südwein oder Zucker nach den Mahlzeiten
	Bei Gallenkolik SOLUNAT Nr. 19 Stomachik I mit SOLUNAT Nr. 14 Polypatik: alle 10 Minuten im Wechsel jeweils 5–10 Tropfen auf Pfefferminztee
	Bei Roemheld-Syndrom SOLUNAT Nr. 19 Stomachik I nach dem Essen 5–15 Tropfen auf Wasser und SOLUNAT Nr. 5 Cordiak vormittags 2–3x täglich 5 Tropfen auf Wasser
	Bei träger Verdauung SOLUNAT Nr. 19 Stomachik I mit SOLUNAT Nr. 8 Hepatik (abends) und SOLUNAT Nr. 1 Alcangrol (morgens) kombinieren: jeweils 5–10 Tropfen auf Südwein oder Wasser nach den Mahlzeiten

SOLUNAT Nr. 20 Stomachik II

Metallprinzip	Ergänzungsmittel zu Silber
Planetenprinzip	Mond
Zielrichtung	Magenfunktionsstörung, chronisch
Therapiehinweise	SOLUNAT Nr. 20 Stomachik II wird bei chronisch-entzündlichen Erkrankungen des Magens eingesetzt. Es wirkt schmerzstillend und reguliert die Magensaftproduktion. Folgende Kombinationen sind bewährt: **Bei Magen- und Darmgeschwür** im Wechsel mit SOLUNAT Nr. 1 Alcangrol: 2–4x täglich 5 Tropfen auf Wasser oder 10–20 Tropfen auf 1 Tasse Ringelblumen- oder Schafgarbentee tagsüber
	Bei Durchfall im Wechsel mit SOLUNAT Nr. 21 Styptik und SOLUNAT Nr. 11 Matrigen II: 2–4x täglich jeweils 5–15 Tropfen auf Wasser
	Bei allen **Störungen der Verdauung** muss immer die psychische Situation berücksichtigt werden. Daher morgens und vormittags 5–10 Tropfen SOLUNAT Nr. 17 Sanguisol und nachmittags sowie abends 10 Tropfen SOLUNAT Nr. 4 Cerebretik auf Wasser

SOLUNAT Nr. 21 Styptik

Metallprinzip	Eisen
Planetenprinzip	Mars
Zielrichtung	adstringierend, entzündungshemmend
Therapiehinweise	SOLUNAT Nr. 21 Styptik wird bei Verwundungen, Verletzungen, Panaritium, blutstillend bei Nasenbluten und Hämorrhoiden und bei Durchfall angewendet. Folgende Kombinationen sind bewährt: **Bei Durchfall** SOLUNAT Nr. 21 Styptik mit SOLUNAT Nr. 11 Matrigen II und SOLUNAT Nr. 20 Stomachik II: morgens und mittags jeweils 10 Tropfen in Darmtee
	Bei Colitis ulcerosa SOLUNAT Nr. 21 Styptik mit SOLUNAT Nr. 20 Stomachik II, SOLUNAT Nr. 4 Cerebretik und SOLUNAT Nr. 24 Ulcussan kombinieren
	Bei Gallenleiden SOLUNAT Nr. 21 Styptik im Wechsel mit SOLUNAT Nr. 8 Hepatik 2–4x täglich 10 Tropfen auf Wasser, besser jedoch auf Rotwein
	Bei Mandelentzündung (Angina tonsilliaris) 40 Tropfen SOLUNAT Nr. 21 Styptik + 20 Tropfen SOLUNAT Nr. 3 Azinat auf 1/8 Liter Salbeitee abwechselnd mit 1 Teelöffel Hefe in 1/8 Liter Wasser zum Gurgeln

SOLUNAT Nr. 22 Strumatik I

Metallprinzip	Antimon
Planetenprinzip	Erde
Zielrichtung	Schilddrüse
Therapiehinweise	SOLUNAT Nr. 22 Strumatik I regeneriert das gesamte Drüsensystem besonders die Schilddrüse. Folgende Kombinationen sind bewährt: **Bei Schilddrüsenunterfunktion** mit SOLUNAT Nr. 10 Matrigen I: 1–2x täglich jeweils 5 Tropfen auf Wasser **Bei allgemeinem Antriebsmangel** mit SOLUNAT Nr. 17 Sanguisol: morgens und vormittags SOLUNAT Nr. 17 Sanguisol 5–10 Tropfen auf Wasser, nachmitttags SOLUNAT Nr. 22 Strumatik I 5 Tropfen auf Wasser **Bei Kropf** mit SOLUNAT Nr. 1 Alcangrol und SOLUNAT Nr. 23 Strumatik II: jeweils 1–2x täglich 5 Tropfen auf Wasser Alternativ kann man bei Kropf auch 10 Tropfen SOLUNAT Nr. 22 Strumatik I auf 1 Tasse Eichenrindentee geben und den Tee tagsüber schluckweise trinken. Die ergänzenden Solunate SOLUNAT Nr. 1 Alcangrol und SOLUNAT Nr. 23 Strumatik II werden zu ihrer Zeit auf Wasser eingenommen.

SOLUNAT Nr. 23 Strumatik II

Metallprinzip	Antimon
Planetenprinzip	Erde
Zielrichtung	Schilddrüse, besonders Kropf
Therapiehinweise	**Bei Kropf** wird SOLUNAT Nr. 23 Strumatik II zusammen mit SOLUNAT Nr. 22 Strumatik I und SOLUNAT Nr. 1 Alcangrol angewendet. Eine Kropfbehandlung beginnt immer bei abnehmendem Mond. Vollmond bis Neumond: SOLUNAT Nr. 22 Strumatik I und SOLUNAT Nr. 1 Alcangrol: 2x täglich je 10 Tropfen auf etwas Wasser einnehmen. Ergänzend sollte auf die Schilddrüse ein Läppchen mit SOLUNAT Nr. 27 Struma Salbe aufgelegt werden. Neumond bis Vollmond: Pause Vollmond bis Neumond: SOLUNAT Nr. 23 Strumatik II, 2x täglich 1 Messerspitze trocken auf der Zunge zergehen lassen. Ergänzend sollte auf die Schilddrüse ein Läppchen mit SOLUNAT Nr. 27 Struma Salbe aufgelegt werden. Neumond bis Vollmond: Pause Nun wird wieder bei 1. begonnen. Meistens sind 6 Zyklen bis zum Verschwinden des Kropfes erforderlich.

SOLUNAT Nr. 24 Ulcussan

Metallprinzip	Antimon
Planetenprinzip	Erde
Zielrichtung	Magen- und Darmgeschwüre, auch bei Gastritis und Enterokolitis
Therapiehinweise	**Bei Magengeschwür** SOLUNAT Nr. 24 Ulcussan: 2–3x täglich 1 Teelöffel Pulver in 1 Glas abgekochtem Wasser oder in einer Oblate einnehmen, im täglichen Wechsel mit SOLUNAT Nr. 20 Stomachik II: 3x täglich 5–15 Tropfen auf Wasser einnehmen
	Bei vegetativer Belastung mit SOLUNAT Nr. 4 Cerebretik kombinieren: nachmittags und abends 10–20 Tropfen auf etwas Wasser

SOLUNAT Nr. 25 Azinat Salbe

Zielrichtung	Hautleiden, Ekzeme, Fisteln, Furunkel
Therapiehinweise	**Bei Geschwüren und Geschwülsten** SOLUNAT Nr. 25 Azinat Salbe im Wechsel mit SOLUNAT Nr. 26 Alcangrol Salbe anwenden: 2–3x wöchentlich Bei Hauterkrankungen sollte die Salbenbehandlung mit einer Ausleitungsbehandlung kombiniert werden (siehe Seite 129).

SOLUNAT Nr. 26 Alcangrol Salbe

Zielrichtung	Geschwüre und Geschwülste auf der Haut
Therapiehinweise	Die Salbe sollte nur jeden 2. oder 3. Tag angewendet werden.

SOLUNAT Nr. 27 Struma Salbe

Zielrichtung	Kropf
Therapiehinweise	Die Salbe wird bei der Kropfbehandlung auf die Schilddrüse aufgelegt (siehe SOLUNAT Nr. 22 und 23).

SOLUNAT Nr. 28 Ätherische Essenz I[12]

Zielrichtung	Nerven- und Muskelschmerzen
Therapiehinweise	Das Öl wird bei nervösen Kopfschmerzen, Neuralgien, Ischialgie, Zittern, Krämpfen, Lähmungen, Herzschwäche und bei Haarausfall in die entsprechenden Stellen der Haut eingerieben. Folgende Kombinationen sind bewährt: **Bei Spannungskopfschmerz** wird die Ölanwendung mit SOLUNAT Nr. 4 Cerebretik kombiniert: nachmittags und abends 10–15 Tropfen einnehmen.
	Bei Nervenschmerzen mit Verkrampfungsneigung wird mit SOLUNAT Nr. 14 Polypatik (3x täglich 5–15 Tropfen einnehmen) kombiniert: 2–4 Tropfen SOLUNAT Nr. 28 Ätherische Essenz I täglich auf Zucker einnehmen und zum Massieren verwenden.

12 früher Azinat Öl I

SOLUNAT Nr. 29 Ätherische Essenz II[13]

Zielrichtung	Bronchialsystem
Therapiehinweise	SOLUNAT Nr. 29 Ätherische Essenz II wird bei Bronchialkatarrh, Asthma, Keuchhusten und Entzündung der Nebenhöhlen (Sinusitis) eingenommen. Die Regeldosierung ist 2–3x täglich 2–3 Tropfen auf 1 Stück Würfelzucker. Folgende Kombinationen sind bewährt: **Bei rheumatischen Leiden** 1 Teil SOLUNAT Nr. 28 Ätherische Essenz I und 2 Teile SOLUNAT Nr. 29 Ätherische Essenz II mischen und damit die schmerzenden Stellen einreiben.
	Bei Rheuma sollte SOLUNAT Nr. 8 Hepatik und SOLUNAT Nr. 18 Splenetik hinzu gegeben werden: je 3x täglich 5–15 Tropfen auf Wasser
	Bei Atemwegserkrankungen wird SOLUNAT Nr. 29 Ätherische Essenz II mit SOLUNAT Nr. 3 Azinat und SOLUNAT Nr. 15 Pulmonik kombiniert. Von SOLUNAT Nr. 29 Ätherische Essenz II werden 2–4 Tropfen täglich auf Zucker eingenommen und es wird zusätzlich in Brust und Rücken leicht einmassiert. Von SOLUNAT Nr. 3 Azinat und SOLUNAT Nr. 15 Pulmonik werden 3x täglich 5–15 Tropfen eingenommen.

13 früher Azinat Öl II

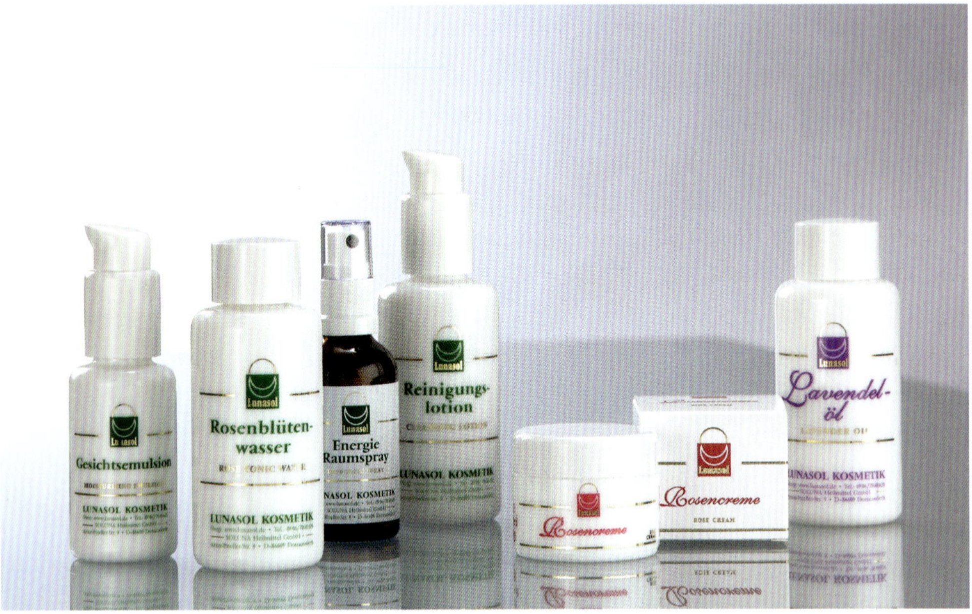

Die LUNASOL-Kosmetikprodukte

Gesunde junge Menschen benötigen in der Regel keine Kosmetikpräparate. Für Erwachsene und vor allem für Hautkranke oder Menschen mit Problemhaut ist jedoch eine gute Kosmetik ein wesentlicher Faktor, um sich wohl zu fühlen und gesund zu bleiben.

Kosmetik ist Vertrauenssache, da man über die Haut im Laufe der Zeit erhebliche Stoffmengen aufnimmt. Die LUNASOL Kosmetik wird wie alle anderen Solunapräparate aus wertvollen spagyrischen Heilpflanzen- und Metallzubereitungen hergestellt. Es sind keine Erdölprodukte enthalten.

Damit dient die LUNASOL Kosmetik nicht nur der Schönheit und dem Wohlbefinden. Sie ist aktive Gesundheitsvorsorge.

Die LUNASOL Kosmetik kann die Therapie mit den Solunaten wertvoll ergänzen.

Alle Informationen zur LUNASOL Kosmetik findet man im Internet unter *www.lunasol.de*.

Für die normale und gesunde Haut stehen folgende LUNASOL Kosmetika zur Verfügung:

LUNASOL Kosmetik	Anwendung
Tagescreme	schützt normale Haut tagsüber
Tagescreme leicht	schützt empfindliche und trockene Haut tagsüber
Nachtcreme	pflegt und beruhigt normale Haut nachts, regeneriert trockene Haut
Nachtcreme leicht	beruhigt und schützt empfindliche und gereizte Haut nachts
24-Stundencreme	eine leichte und frisch duftende Creme zur Tages- und Nachtpflege besonders für die Haut junger Menschen bewährte Pflegecreme für Männer
Augencreme	lindert Schwellungen und Reizungen, lässt Anzeichen von Müdigkeit um die Augen rasch verschwinden
Gesichtsemulsion hydro-aktiv	zieht rasch ein und verleiht ein angenehmes Hautgefühl, gibt der Haut Feuchtigkeit, für Männer besonders nach dem Rasieren geeignet
Reinigungslotion	entfernt Make-Up und Unreinheiten, reinigt die Haut sanft ohne sie auszutrocknen, entfernt Augen-Make-Up auch bei empfindlichen Augen
Körperlotion	nach dem Duschen, nach dem Sonnenbad oder nach dem Sport
Handcreme	schützt selbst raue und gerötete Problemhaut wirkungsvoll vor Umwelteinflüssen, auch zur Fußpflege geeignet
Hauttonikum – Rosenblütendestillat	Rosenblütengesichtswasser, besonders für die sensible Haut, kühlend, kräftigend, adstringierend, klärend, erfrischend
Sportsalbe Sportgel	für Gelenkbeschwerden und Sportverletzungen, verteilt Schwellungen und Hämatome, beruhigt Schmerzen und Migräne, wärmend, zum Inhalieren bei Erkältung
Beinfrisch	Bei müden und schweren Beinen, Cellulite

Für die Problemhaut und für Kinder stehen folgende Produkte zur Verfügung:

LUNASOL-Kosmetik	Anwendung
Kinderbalsam	für raue, rissige, schuppige und sehr trockene Haut, die ideale Pflege nach dem Sonnenbad
Kindercreme	kräftig rückfettend, bei jugendlicher Problemhaut wirkt sie überschüssiger Talgbildung und Unreinheiten entgegen

Weiterhin stehen folgende Blumenöle zur Verfügung, bei denen nicht nur der Geruch sondern auch die therapeutische Wirkung überzeugt.

Lunasol Blumenöle

Es stehen folgende Blumenöle zur Verfügung, bei denen nicht nur der Geruch sondern auch die therapeutische Wirkung überzeugt.

Blumenöle werden auf die Haut aufgetragen. Man kann das jeweilige Öl gezielt segmental anwenden oder man verwendet es ganz allgemein zur Körpermassage.

Die Öle sind auch als Badezusatz geeignet. Die gewünschte Menge Öl kann vor der Eingabe in das Badewasser in ¼ Liter Milch oder 1/8 Liter Schlagsahne gelöst werden. Dadurch verteilt sich das Öl besser im Badewasser.

Wenn man Öl ins Badewasser gibt, besteht die Gefahr, dass die Wanne rutschig wird. Vorsorglich sollte man die Badewanne mit einer Rutschschutzmatte oder mit einem Handtuch auslegen.

Die Öle können auch eingenommen werden. Man gibt eine kleine Menge, z.B. ½ Teelöffel auf ein kleines Stück Brot oder ein Stück Würfelzucker. Der ölige Heilpflanzenauszug entfaltet dann die für die Heilpflanze bekannten Wirkungen.

Lunasol Blumenöl	Anwendung
Arnikaöl	Arnika ist das Mittel der Wahl bei stumpfen Verletzungen, Prellungen und Zerrungen. Ein anderer Name für die Arnika ist „Wundkraut". Das Öl kann eingenommen und/oder auf die verletzte Stelle vorsichtig aufgetragen werden. Kosmetisch wird Arnikaöl für die empfindliche und für die Problemhaut angewendet, da es die Haut beruhigt und entspannt. Auszugsmittel: Mandelöl Planetenzuordnung: Jupiter/Mond
Jasminöl	Therapeutisch wird Jasminöl bei psychisch bedingten Hautirritationen eingesetzt. Der sinnliche Duft ist anregend, euphorisierend und sexuell stimulierend. „Iásminon" hieß im alten Griechenland ein wohlriechendes Öl aus Persien. Auszugsmittel: Aprikosenöl Planetenzuordnung: Mond
Johanniskrautöl	Das Johanniskraut trägt starke solare Kräfte. Es kann mithelfen, finstere depressive Gedanken zu erhellen und dem Menschen wieder „Sonne" in sein Leben zu bringen. Innerlich kann es bei Gastritis eingesetzt werden. Kosmetisch durchwärmt, entspannt und harmonisiert es Haut und Muskeln. Problemhaut und Narben werden günstig beeinflusst, außerdem lindert es Juckreiz. Johanniskraut heißt es, weil es um Johannis, dem 24. Juni, zu blühen beginnt. Auszugsmittel: Olivenöl Planetenzuordnung: Sonne **Vorsicht:** Johanniskraut kann die Haut sensibilisieren. Starke Sonneneinstrahlung oder ein Besuch im Solarium könnten Sonnenbrand verursachen. Werden Johanniskrautpräparate längere Zeit eingenommen, dann kann dies die Antibabypille unwirksam machen.

Lunasol Blumenöl	Anwendung
Kamillenöl	Die Kamille entspricht dem Mondprinzip. Sie wirkt harmonisierend, entspannend und beruhigend. Der Name Matricaria weist auf ihren Einsatz im Wochenbett hin (Mutterkraut von lateinisch mater = Mutter). Kosmetisch ist sie besonders für die irritierte Problemhaut geeignet. Auszugsmittel: eine Mandelöl-Jojobaöl-Mischung Planetenzuordnung: Mond/Saturn
Lavendelöl	Lavendel wirkt körperlich und geistig reinigend und harmonisierend. Lavandula bedeutet waschen, reinigen (lateinisch lavare). Lavendel pflegt die trockene und empfindliche Haut. Lavendel unterstützt in Lebenskrisen und Übergangssituationen. Daher benutzen es Hebammen, um Gebärende zu beruhigen. Als Hilfe für Schwerstkranke wird Lavendel ebenfalls verwendet. Lavendelöl ist auch bei funktioneller Hypertonie hilfreich. Auszugsmittel: Avocadoöl Planetenzuordnung: Jupiter/Mond
Melissenöl	Die Zitronenmelisse beruhigt und harmonisiert, besonders wenn die Seele im Körper schmerzt. Bei Verdauungsbeschwerden und Blähungskoliken der Kinder ist eine Melissenöleinreibung auf den Bauch beruhigend und schmerzlindernd . Melissa bedeutet Biene (griechisch). Das weist darauf hin, dass die Melisse eine vorzügliche Futterpflanze für die Honigbienen ist. Auszugsmittel: Mandelöl Planetenzuordnung: Mars/Sonne
Ringelblumenöl	Das Öl der Ringelblume beruhigt und entspannt die Haut. Die empfindliche Problemhaut reagiert gut auf Ringelblumenöl. Bei sprödem und trockenem Haar ist eine Packung mit Ringelblumenöl sehr wertvoll. Auszugsmittel: Mandelöl Planetenzuordnung: Saturn/Mars[14]

14 Auf dem Bauch immer in Richtung Stofftransport, also kreisförmig von rechts nach links streichen.

Lunasol Blumenöl	Anwendung
Rosenöl	Rosenöl und Rosenwasser wirken stimmungsaufhellend und belebend. Der Körper wird angenehm harmonisiert. Rosenöl wirkt sexuell stimulierend. Die trockene und anspruchsvolle Haut profitiert von Rosenöl. Auszugsmittel: Mandelöl Planetenzuordnung: Sonne/Venus

Kosmetik und Hauttyp

Für jeden Hauttyp steht eine geeignete Kosmetikkombination zur Verfügung. Wichtig ist, dass Sie beim Wechseln zur LUNASOL Kosmetik Ihrer Haut die nötige Zeit geben, sich auf die neue Kosmetik einzustellen.

Und noch ein Tipp:
Duschen Sie Ihr Gesicht jeden Abend mit lauwarmen Wasser ohne Seife oder sonstige Reinigungsmittel, auch wenn Sie schon sehr müde sind. Dann erst wenden Sie die entsprechenden LUNASOL Kosmetika an, wenn dies erforderlich ist. Ihre Haut wird es Ihnen danken.

Die Hauttypen

Die junge, normale Haut

- ist feinporig und geschmeidig
- sie fettet nicht nach
- sie spannt manchmal, aber sie hat wenig sichtbare Fältchen

Empfehlung für die Tagespflege
- Reinigungslotion
- Rosenblütenwasser
- Gesichtsemulsion hydro-aktiv
- Tagescreme
- Tagescreme, leicht

Empfehlung für die Nachtpflege
- Reinigungslotion
- Nachtcreme
- Nachtcreme, leicht

Das LUNASOL Energie-Raumspray

Das LUNASOL Energie-Raumspray ist eine spagyrische Zubereitung aus ätherischen Essenzen, Edelmetallen und Mineralien. Es sollte immer da angewendet werden, wo Spannungen entstehen, wo uns des Atmen schwer fällt. In der Stadt, in der trockenen Wohnung, im Auto, bei der Arbeit am Computer wirkt es beruhigend und ausgleichend.

Es ist auch ein ausgezeichnetes Mittel, um einen gesunden Schlaf zu unterstützen. Wenn man eine geringe Menge auf das Kopfkissen sprüht, kann man gut einschlafen und (manchmal) hat man schöne Träume.

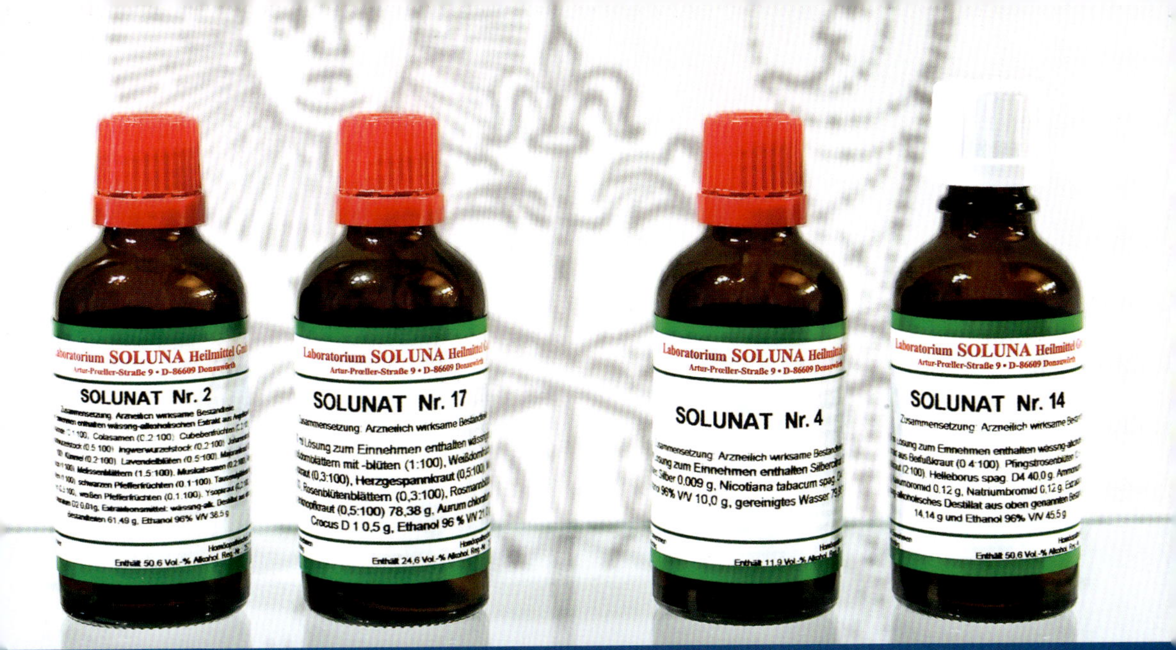

Die Soluna Hausapotheke

Die Soluna Hausapotheke ist für alle Zustände gedacht, bei denen man in der Regel nicht gleich zum Arzt oder Heilpraktiker geht, die man mit Hausmitteln oder mit bekannten rezeptfreien Arzneimitteln selbst behandeln kann.

Sie ist nicht gedacht für alle Situationen, bei denen man unbedingt einen Arzt oder Heilpraktiker hinzuziehen sollte. Beispielsweise sind dies ...

- größere Verletzungen
- Bewusstlosigkeit
- Atemnot
- starke Brustschmerzen
- starke Bauchschmerzen (besonders bei Frauen im gebärfähigen Alter!)
- Stoffwechselentgleisung bei Diabetikern
- plötzlicher Gehörverlust oder plötzliche starke Ohrgeräusche
- Augenverletzungen
- und alle Zustände, wo man sich nicht sicher ist.

Wenn man den Arzt oder Heilpraktiker nicht mehr in seiner Praxis aufsuchen oder selbst eine Notfallklinik erreichen kann, dann sollte man sich nicht scheuen, einen Notruf abzusetzen.

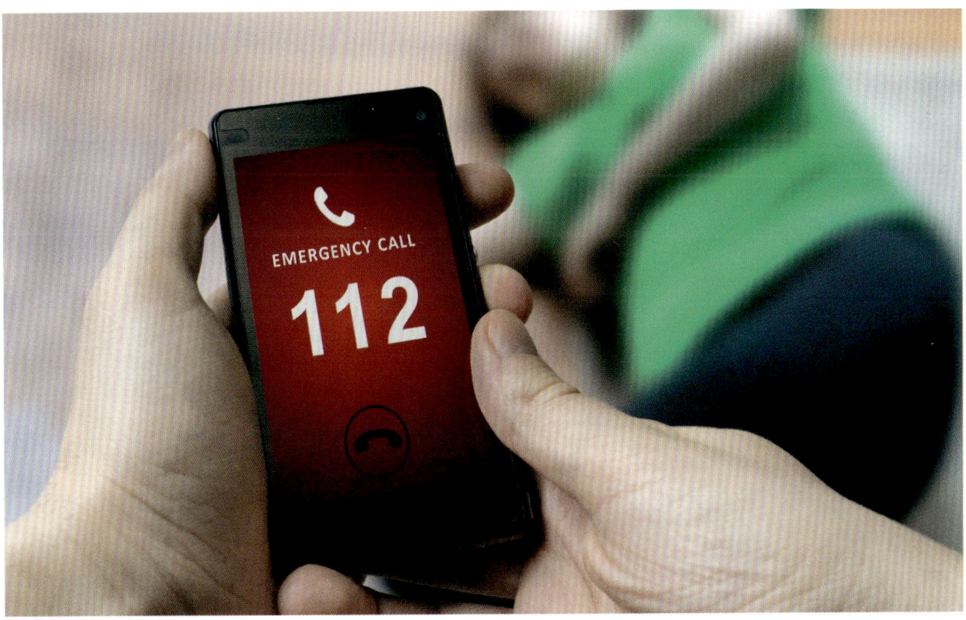

Richtiges Verhalten bei Notfällen

112 – die einheitliche Notruf-Nummer in Europa

Ob Feuerwehr, Notarzt oder Rettungsdienst–über die Rufnummer 112 kann jederzeit Hilfe angefordert werden. Der Anruf aus dem Festnetz sowie aus dem Handynetz ist kostenlos. Der Notruf 112 funktioniert auch, wenn auf der Handy-Prepaid-Karte kein Guthaben mehr zur Verfügung steht.

Der Notruf wird von einer Notruf-Leitstelle entgegengenommen.

Die Leitstelle schickt je nach Notfallsituation die Feuerwehr, einen Notarztwagen, einen Rettungswagen oder den hausärztlichen Notdienst.

Auf dem Land oder auf der Autobahn werden Notärzte auch mit dem Hubschrauber eingeflogen.

Was muss die Leitstelle wissen, um richtig helfen zu können?

Wo ist der Einsatzort?	Ort, Straße, Hausnummer, Rückgebäude Je genauer die Ortsangaben sind, desto schneller ist die Hilfe da. Nachts kann man z. B. vor dem Haus ein Auto mit eingeschalteter Warnblinkanlage abstellen.
Was ist passiert?	Brand, Verkehrsunfall, Medizinischer Notfall Wenn es in der Wohnung brennt, erfordert das andere Maßnahmen, als wenn die Oma gestürzt ist und nicht mehr alleine hoch kommt.
Wie viele Verletzte?	Bei einem Brand oder bei einem Verkehrsunfall ist es besonders wichtig, ob Verletzte eingeschlossen bzw. eingeklemmt sind.
Wer meldet?	Name und Telefonnummer des Meldenden Wichtig ist eine Telefonnummer, wo das Einsatzteam anrufen kann, wenn es den Notfallort nicht findet.
Warten auf Rückfragen	Beenden Sie den Telefonanruf nicht selbständig. Die Leitstelle könnte noch wichtige Fragen haben.

Erste-Hilfe-Kurs

Bei einem medizinischen Notfall sollte man nicht nur geeignete Arzneimittel vorrätig haben, sondern man muss einen Verletzten oder Kranken auch richtig anfassen können. Das und vieles mehr lernt man bei einem Erste-Hilfe-Kurs.

Es gibt Angebote von den verschiedenen Hilfsorganisationen. Die Teilnahme an einem Erste-Hilfe-Kurs kostet zwischen 20 und 40 Euro und dauert 9 Unterrichtseinheiten. Die Kursinhalte sind unabhängig von dem jeweiligen Anbieter ziemlich gleich. Man kann sich also den Kurs aussuchen, der am besten erreichbar ist.

Man muss einen Erste-Hilfe-Kurs von einem Führerscheinkurs „Sofortmaßnahmen am Unfallort" unterscheiden. Die Führerscheinkurse sind auf Verkehrsunfälle fokussiert und haben einen wesentlich geringeren Umfang.

Wenn man an der Materie Freude gefunden hat, dann haben die Hilfsorganisationen interessante weiterführende Lehrgänge in ihrem Angebot.

Empfehlungen für eine Hausapotheke

Eine Haus- oder Reiseapotheke sollte Arzneimittel, Verbandmittel und einige Hilfsmittel für Notfälle und akute Erkrankungen enthalten. Arzneimittel und Verbandstoffe sollen kühl, trocken und dunkel gelagert werden.

Oft ist die Hausapotheke im Badezimmer in einem Schrank angesiedelt. Da es im Bad meistens feucht und gelegentlich auch dampfig ist, ist dies nicht der beste Ort. Viel besser ist z. B. ein flacher Karton (Schuhkarton) im trockenen Schlafzimmerschrank.

Auch Verbandstoffe haben ein Verfallsdatum. Danach ist die Sterilität nicht mehr garantiert und die Heftpflaster kleben nicht mehr.

Verbandmittel

Eine Rolle Leukosilk 2,5 cm[15] breit, Wundschnellverband 6 cm breit und einige Mullbinden sowie sterile Wundauflagen (Zellstoff-Mull-Kompresse 10x10 cm) dürften in den meisten Fällen ausreichen.

Zur Hautdesinfektion haben sich Betaisodona-Lösung, Kodan oder Octenisept bewährt.

Geräte und Hilfsmittel

Wichtig sind Einmalhandschuhe und einige Plastiktüten (Tiefkühlbeutel 1 Liter). Die Plasiktüten braucht man, um z. B. bei Vergiftungen Erbrochenes zu asservieren, damit das Krankenhaus den Giftstoff feststellen kann. Auch einen abgetrennten Finger oder ausgeschlagene Zähne kann man darin aufbewahren. Die moderne Zahnmedizin kann ausgeschlagene Zähne oft wieder einsetzen.

Eine Verbandsschere, eine Splitterpinzette und ein Fieberthermometer ergänzen die Gerätschaften. Manchmal sind auch eine Lupe (zur Splitterentfernung) und eine starke Taschenlampe sehr nützlich.

Ein alkoholisches Händedesinfektionsmittel ist sehr zweckmäßig.

Wichtige Solunate für die Hausapotheke

Die nachstehend aufgeführten Solunate stellen die Basis für eine Soluna Haus- oder Reiseapotheke dar. Man kann damit bei vielen Erkrankungen eine wirkungsvolle Behandlung beginnen und in den meisten Fällen auch erfolgreich abschließen.

Die Empfehlungen sind jedoch allgemein zu betrachten. Wenn z. B. eine Frau im Haus ist, die häufig Regelbeschwerden hat, dann wird man die Hausapotheke um die entsprechenden Solunate ergänzen.

15 Leukosilk (BSN Medical, Hamburg) ist besonders für empfindliche Haut geeignet.

SOLUNAT Nr. 3 Azinat

Azinat regelt und stärkt das Immunsystem. Es hemmt Entzündungen der Gelenke, des Atmungssystems sowie der Haut und der Drüsen. Ferner wirkt es schleimlösend und allgemein stärkend. Da Azinat das Immunsystem aktiviert, kann sich als positive Reaktion des Körpers eine leichte Temperaturerhöhung einstellen.

Der Hauptwirkstoff in Azinat ist Antimon.

SOLUNAT Nr. 4 Cerebretik

Cerebretik beruhigt die Psyche bei allen Spannungs- und Krampfzuständen. Es fördert einen gesunden Schlaf.

Cerebretik wirkt bei allen Erkrankungen, bei denen traditionell Silberpräparate angewendet werden, z. B. bei geistiger Erschöpfung, Gedächtnisschwäche, Kopfschmerzen und Migräne sowie bei funktionellen Verdauungsstörungen.

Cerebretik wird auch zur Raucherentwöhnung eingesetzt. Die nervlich-psychischen Probleme, die hierbei auftreten, werden gemildert.

Der Hauptwirkstoff in Cerebretik ist Silber.

SOLUNAT Nr. 5 Cordiak

Cordiak kräftigt und reguliert Herz und Kreislauf. Durch seine Goldkomponente kann es das Herz stärken, durch die enthaltenen Pflanzenauszüge wirkt es jedoch viel umfassender. So werden auch Herzangst, Atemnot, nervös bedingte Einschlafstörungen und zu hoher oder zu niedriger Blutdruck und Herzrhythmusstörungen positiv beeinflusst.

Der Hauptwirkstoff in Cordiak ist Gold.

SOLUNAT Nr. 7 Epidemik

Epidemik reguliert die Körpertemperatur. Wenn die Körpertemperatur zu hoch ist (Fieber[16]), dann kann sie mit Epidemik sanft auf ein natürliches Maß abgesenkt werden.

Der Hauptwirkstoff in Epidemik ist Antimon.

16 Als „Fieber“ gilt eine im After gemessene Körpertemperatur ab 38°C, bei Kindern ab 38,5°C.

SOLUNAT Nr. 14 Polypatik

Polypatik löst psychische, nervliche und körperliche Unruhezustände. Es ist krampflösend, schmerzstillend und entspannend. Auch bei Epilepsie und bei Bronchialasthma kann es hilfreich sein.

Gleichzeitig entstaut es den Körper, es scheidet also Flüssigkeitsansammlungen (Ödeme) aus.

Die Hauptbestandteile von Polypatik sind Bromverbindungen in homöopathischer Verdünnung und Heilpflanzenauszüge.

Polypatik wirkt dosisabhängig stark beruhigend.

Wenn Polypatik in höherer Dosierung eingenommen wird, sollte kein Kraftfahrzeug geführt oder an Maschinen gearbeitet werden.

SOLUNAT Nr. 15 Pulmonik

Pulmonik stärkt und reguliert das gesamte Atmungssystem. Es hemmt Entzündungen, löst den Schleim und beruhigt den Husten. Es ist bei allen Erkrankungen des Bronchialsystems angezeigt.

Die Hauptbestandteile von Pulmonik sind Heilpflanzenauszüge.

SOLUNAT Nr. 19 Stomachik I

Stomachik I ist für alle nicht-entzündlichen Magen- und Darmerkrankungen geeignet. Es regt die Verdauungssäfte stark an. Man wendet es an bei Magendruck, Aufstoßen, Übelkeit und bei allen akuten Verdauungsstörungen.

Die Hauptbestandteile von Stomachik I sind Heilpflanzenauszüge, hauptsächlich Bitterstoffe.

SOLUNAT Nr. 21 Styptik

Styptik wirkt entzündungwidrig bei Verletzungen und hemmt den Fluss der Körpersäfte. Daher wird es für Blutungen (auch Nasenbluten), Durchfall und für alle zu starken Sekretionen angewendet.

Die Hauptbestandteile von Styptik sind Heilpflanzenauszüge und Eisen.

Dosierung

Bei akuten Fällen kann man am ersten Tag alle 2–3 Stunden 5–10 Tropfen des entsprechenden Solunats einnehmen. In der Folge nimmt man in der Regel 3x täglich 5–10 Tropfen.

Kinder[17] nehmen die Hälfte der Dosis für einen Erwachsenen.

Allgemeine Hinweise zur Dosierung der Solunate lesen sie auf Seite 20.

Bitte unbedingt beachten – keinen Metalllöffel verwenden!

Die meisten Solunate enthalten neben hochwirksamen Pflanzenauszügen Mineralien und Metallsalze. Bei Kontakt der Tropfen mit Metallen würden wichtige Bestandteile der Solunate zerstört. Am Besten nimmt man sie in einem Schnapsglas mit etwas Wasser ein oder tropft sie direkt auf die Zunge.

17 Als Kinder gelten hier junge Menschen zwischen 4 und 10 Jahren.

Teerezepte

Die nachstehenden Teerezepte haben sich vielfach bewährt. Sie sind besonders zur Einnahme der Solunate geeignet. Bitte beachten Sie, dass man in der Regel einen Tee nicht länger als 4–6 Wochen trinken sollte, da man auch über einen Tee erhebliche Mengen an Arzneistoffen aufnimmt. Die Rezeptur des Bronchialtees wurde vom Verfasser modifiziert.

Teemischungen

Bronchialtee

- Bei allen Erkrankungen der Atmungsorgane
- zur Einnahme von SOLUNAT Nr. 15 Pulmonik

Rp

Hb. Pulmonariae	40,0
Fol. Farfarae	50,0
Hb. Chelidonii	10,0

M.f.spec.

2 Teelöffel Drogen auf 1 Tasse Wasser als Aufguss, ca. 10 Min. ziehen lassen, mehrere Tassen täglich

Nierentee

- Bei Erkrankungen der Urogenitalorgane
- zur Einnahme von SOLUNAT Nr. 16 Renalin

Rp

Fol. Uvae ursi	10,0
Hb. Bursae past.	40,0
Hb. Equiseti	ad 100,0

M.f.spec.

2 Teelöffel Drogen auf 1 Tasse Wasser als Aufguss, ca. 10 Min. ziehen lassen, mehrere Tassen täglich vormittags

Magentee

- Bei entzündlichen Magenerkrankungen, bei Magen- und Zwölffingerdarmgeschwür
- zur Einnahme von SOLUNAT Nr. 20 Stomachik II

Rp
Flor. Calendulae
Hb. Euphrasiae
Hb. Equiseti
Fol. Hamamelidis
Hb. Millefolii aa ad 100,0
M.f.spec.
2 Teelöffel Drogen auf 1 Tasse Wasser als Aufguss, ca. 10 Min. ziehen lassen, mehrere Tassen täglich

Darmtee

- Bei Durchfall und ruhrartigen Erkrankungen
- zur Einnahme von SOLUNAT Nr. 21 Styptik

Rp
Rhiz. Tormetillae
Hb. Hyperici
Hb. Bursae pastoris
Hb. Millefolii aa ad 100,0
M.f.spec.
2 Teelöffel Drogen auf 1 Tasse Wasser als Aufguss, ca. 10 Min. ziehen lassen, mehrere Tassen täglich

Stoffwechseltee (nach Aschner)

Bitte beachten Sie, dass ein Stoffwechseltee (Abführtee) in der Regel auch die Menstruation anregt. Daher ist für Schwangere ein Stoffwechseltee kontraindiziert, also keinesfalls anwenden.

- zur Anregung des Stoffwechsels bei Fettsucht und Verstopfung

Rp
Fol. Sennae
Rad. Liquiritiae
Fruct. Foeniculi aa ad 100,0
M.f.spec.
ca. 10 Min. ziehen lassen, abends 1 Tasse Tee

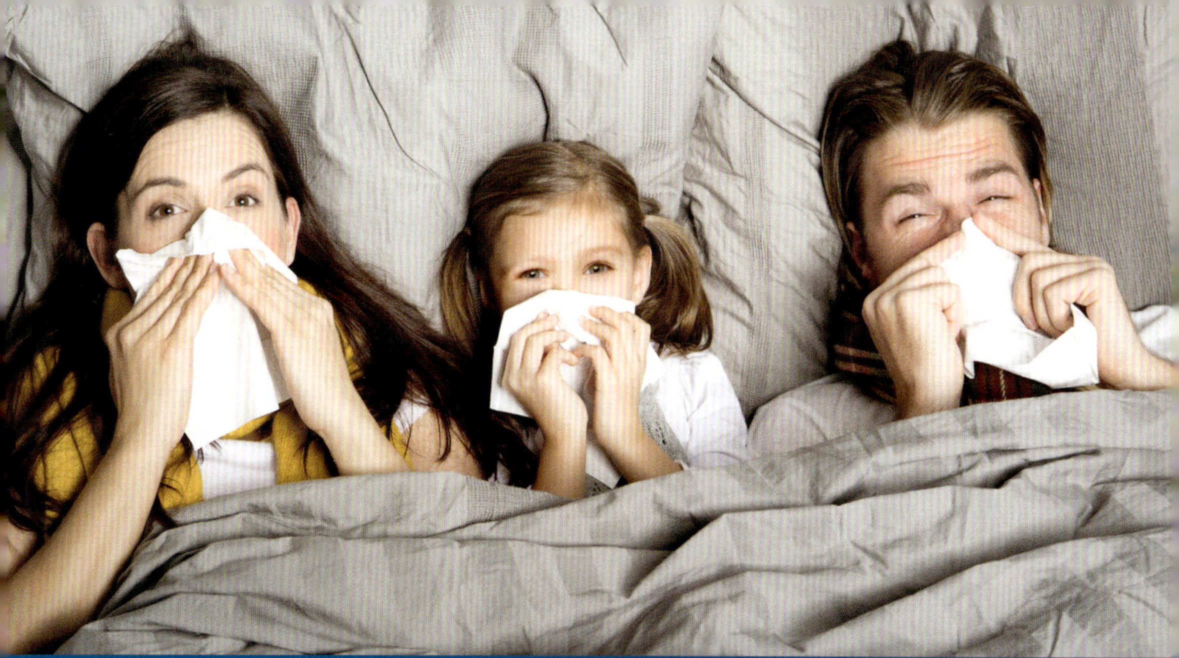

Anwendung der Soluna Hausapotheke

Die nachstehend aufgeführten Unpässlichkeiten werden oft selbst behandelt. Wenn man den Eindruck hat, dass sich eine ernstere Krankheit entwickelt oder wenn man sich unsicher ist, dann sollte man unverzüglich einen Arzt oder Heilpraktiker hinzuziehen. Manchmal ist dies jedoch nicht sofort möglich. In diesem Fall kann man mit einer gut ausgestatteten Hausapotheke die Zeit bis zum Arzt- oder Heilpraktikerbesuch sinnvoll überbrücken.

Infekte und Kinderkrankheiten

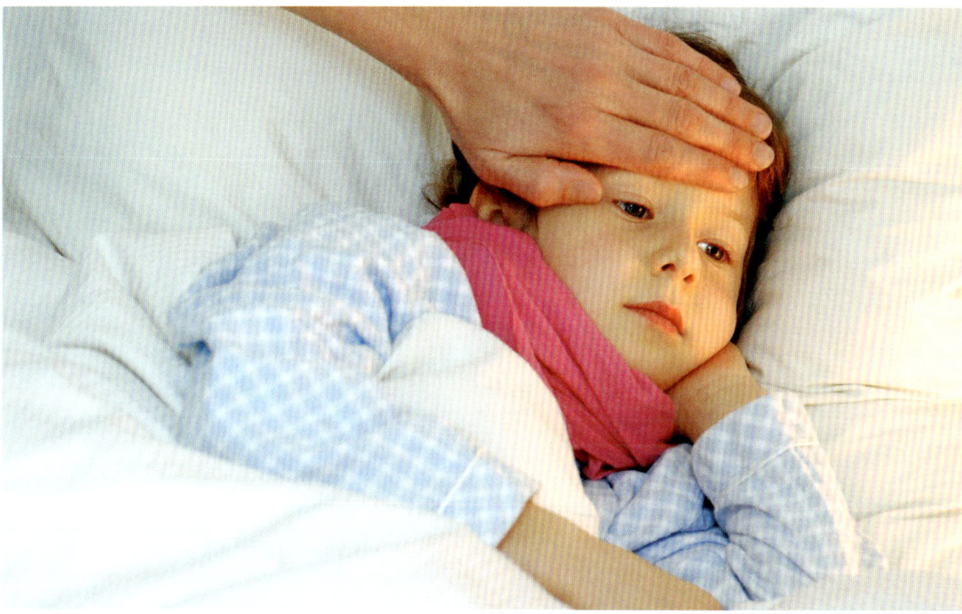

Allgemein

Infekte bei Erwachsenen und bei Kindern (Kinderkrankheiten) beginnen meistens sehr ähnlich mit allgemeinen Krankheitszeichen.

Häufig treten auf:

- Müdigkeit, Leistungsschwäche, Schläfrigkeit
- Fieber (rektale[18] Temperatur über 38 °C bei Erwachsenen, über 38,5 °C bei Kindern)
- Husten und Heiserkeit
- Verdauungsstörungen (z. B. Appetitlosigkeit, Erbrechen, Durchfall oder Verstopfung)

In diesem Stadium kann man noch nicht sicher sagen, was für eine Krankheit sich entwickeln wird. Es ist daher wichtig, den Kranken genau zu beobachten.

Folgende Anzeichen sprechen dafür, dass die Krankheit sich verschlimmert und ein Arzt oder Heilpraktiker hinzugezogen werden sollte:

- Es tritt starkes Erbrechen auf oder das Erbrochene sieht wie „Kaffeesatz" aus.
- Es treten Durchfälle mit hohem Flüssigkeitsverlust auf.
- Es treten Hautausschläge auf.
- Der Patient leidet unter starken Kopfschmerzen oder unter Krämpfen.
- Der Patient wird verwirrt oder bewusstlos.
- Es tritt eine Gelbsucht auf.

Auch **Husten** ist nicht immer unproblematisch.

Wenn der Husten bereits einige Wochen andauert, der Patient laufend Gewicht verliert und nachts stark schwitzt, dann könnte auch eine ernstere Erkrankung der Lunge vorliegen. Auf jeden Fall sollte dieser Zustand durch einen Lungenfacharzt abgeklärt werden.

Wenn wir keine Anzeichen für eine schwerwiegende Erkrankung haben, dann können wir mit den Solunaten eine schnelle und sichere Heilung erzielen.

Jeder Infekt sollte mit einer Ausleitung oder Entgiftung abgeschlossen werden. Nur so ist sichergestellt, dass keine Krankheitsgifte im Körper zurückbleiben und einen dauerhaften Schaden verursachen. Die Entgiftung (Ausleitung) ist auf Seite 129 beschrieben.

Beginnender Infekt

Bei einem beginnenden Infekt ist **SOLUNAT Nr. 3 Azinat** das erste Mittel, das man einnimmt.

Erwachsene nehmen als Start stündlich 10–15 Tropfen auf etwas Wasser, Kinder[19] 3–5 Tropfen. Am nächsten Tag nimmt man dann 3x 10 Tropfen (Kinder 3x 3–5 Tropfen).

18 rektal bedeutet „gemessen im After"
19 Mit „Kinder" sind hier junge Menschen zwischen 4–10 Jahren gemeint.

Eine mögliche Reaktion ist, dass sich leichtes Fieber einstellt. Dieses Fieber darf natürlich nicht mit einem der klassischen Fiebermittel (ASS, Aspirin, Paracetamol, ben-u-ron®-Zäpfchen usw.) unterdrückt werden, sondern man sollte abwarten, bis es von selbst abklingt.

Wenn die Nase verstopft ist, dann kann man je einen Tropfen **SOLUNAT Nr. 28 Ätherische Essenz I** und **SOLUNAT Nr. 29 Ätherische Essenz II** mischen und das Gemisch an der Nasenwurzel und unter der Nase einreiben.

Welche weiteren Solunate erforderlich sind, hängt von den Symptomen ab:

Symptom	Solunat	Anwendung
Bei großer Müdigkeit oder Schwindel beim Aufstehen liegt oft ein zu niedriger Blutdruck vor	SOLUNAT Nr. 5 Cordiak	3x täglich 5–10 Tropfen auf ein Stück Würfelzucker
Bei Appetitlosigkeit, Völlegefühl und Verstopfung	SOLUNAT Nr. 19 Stomachik I	10 Minuten vor dem Essen 5–10 Tropfen auf Wasser
Bei Durchfall	SOLUNAT Nr. 21 Styptik	3x täglich 5–10 Tropfen auf Wasser
Bei Husten, Heiserkeit und Kratzen im Hals	SOLUNAT Nr. 15 Pulmonik	3x täglich 5–10 Tropfen auf Wasser (und bei Bedarf)
Bei Kopfschmerzen, Nervenschmerzen	SOLUNAT Nr. 4 Cerebretik	3–4x täglich 5–10 Tropfen auf Wasser
Bei Muskelschmerzen und psychischer Unruhe	SOLUNAT Nr. 14 Polypatik	zum Start 2–5x 10–15 Tropfen, dann 3x täglich 10 Tropfen, jedoch nur so lange, wie es nötig ist.
Wenn das Fieber zu stark wird (Erwachsene über 39°C, Kindern über 39,5°C)	SOLUNAT Nr. 7 Epidemik	zum Start 2–3x 10 Tropfen, dann 3x täglich 10 Tropfen. Dieses Medikament kann durch Wadenwickel unterstützt werden.

Halsentzündung

Neben der Einnahme von **SOLUNAT Nr. 3 Azinat** und **SOLUNAT Nr. 14 Polypatik** kann man mit Salzwasser oder mit Salbeitee gurgeln. Auch ein Halswickel mit lauwarmem Wasser lindert oftmals die Schmerzen.

Wenn man einen Beruf hat, bei dem man viel sprechen muss, dann sollte man zusätzlich **SOLUNAT Nr. 15 Pulmonik** einnehmen. Hierdurch wird der Stimmapparat gestärkt. Hilfreich ist es auch, wenn man die Stimme mit Summübungen entkrampft.

Gelenk- und Muskelschmerzen bei Infekten

Neben der Einnahme von **SOLUNAT Nr. 3 Azinat** und **SOLUNAT Nr. 14 Polypatik** kann man in die Gelenkgegend **SOLUNAT Nr. 28 Ätherische Essenz I** oder **LUNASOL Sportsalbe** leicht einmassieren.

Bei Gelenkschmerzen muss man ausprobieren, ob warme oder kühle Umschläge die Schmerzen bessern. Je nach dem Ergebnis kann man dann warme oder kalte Wickel machen, um die Schmerzen zu lindern. Auch Umschläge mit „Retterspitz®-Äusserlich" waren oft schon sehr hilfreich.

Störungen im Bereich Magen und Darm

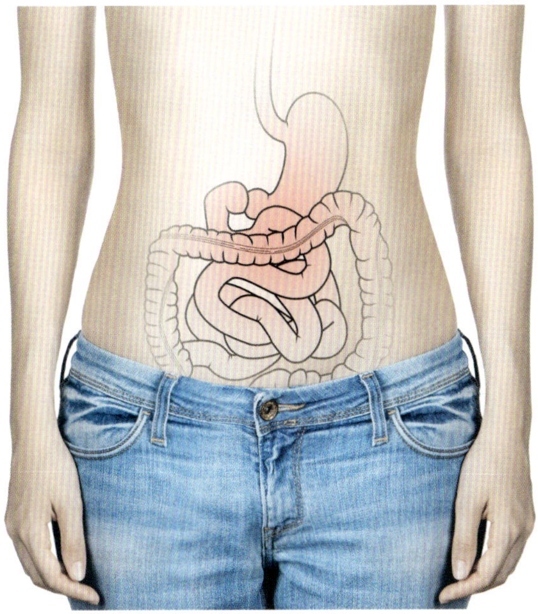

Allgemein

Wenn sich jemand einmal erbricht oder 2–3x hintereinander Durchfall hat, dann ist das kein Grund zur Panik. In den allermeisten Fällen handelt es sich um eine zweckmäßige Ausscheidung und Reinigung des Körpers. Erbrechen und Durchfall können sich jedoch durchaus problematisch entwickeln.

Magendruckgefühl

Dass der Magen drückt, hat wohl jeder schon einmal erlebt. Entweder man hat zu viel gegessen oder das Essen war einfach zu schwer. Auch wenn man in Eile ist oder Stress hat, kann es leicht passieren, dass man das Essen nicht gut verträgt.

Einige suchen dann die Rettung bei einem Obstler, Kognak oder Ähnlichem. Das ist jedoch nicht sehr sinnvoll, sondern führt lediglich zu einer zusätzlichen Belastung der Leber.

Kräuterschnäpse in kleinen Mengen können die Verdauung wirkungsvoll fördern, wenn man sie ca. 10 Minuten vor dem Essen trinkt. Hierdurch werden die Verdauungssäfte angeregt. Es ist ja auch in den Mittelmeerländern üblich, Ouzo, Campari, Pernod, Portwein usw. vor dem Essen zu servieren.

Man kann mit einer speziellen Bitterstoffkombinationen auch noch nach dem Essen die Verdauung wirkungsvoll unterstützen. Dies ist die Wirkungsweise von **SOLUNAT Nr. 19 Stomachik I.** Man nimmt bei Bedarf 5 – 10 Tropfen auf etwas Wasser vor oder nach dem Essen ein.

Erbrechen

Erbrechen kann durch eine Nahrungsunverträglichkeit ausgelöst werden. Manchmal war es einfach nur zu viel Fett oder zu viel Alkohol. Erbrechen ist in den meisten Fällen eine zweckmäßige Entlastungsreaktion des Körpers.

Bei **nahrungsbedingtem Erbrechen**
ist **SOLUNAT Nr. 19 Stomachik I**, 2–3x 5–10 Tropfen auf etwas Wasser angezeigt.

Bei **nervösem Erbrechen**
gibt man **SOLUNAT Nr. 4 Cerebretik**, 2–3x 10 Tropfen auf etwas Wasser.

Unstillbares Erbrechen
sollte ernst genommen werden. Hier ist auf jeden Fall ein Arzt oder Heilpraktiker hinzuzuziehen.

Sieht das Erbrochene dunkel und wie geronnen aus, könnte eine Magenblutung vorliegen, besonders wenn bekannt ist, dass der Patient an Magengeschwüren leidet.

Hier sollte ein Notruf 112 abgesetzt werden.

Durchfall

Durchfall kann durch eine Nahrungsunverträglichkeit ausgelöst werden, aber auch einfach durch eine nervliche Belastung. Angst und Stress können einen Durchfall provozieren. Dies ist für den Betreffenden zwar unangenehm, aber es ist nicht gefährlich.

Bei **Nahrungsunverträglichkeit**
wählt man **SOLUNAT Nr. 21 Styptik**, 2–3x 5–10 Tropfen.

Wenn man glaubt, dass die unverträgliche Nahrung den Körper noch belastet, dann kann man entweder **SOLUNAT Nr. 19 Stomachik I** oder **SOLUNAT Nr. 8 Hepatik**, 2–3x 5–10 Tropfen einnehmen. Es kann sich dann natürlich nochmals eine gründliche Entleerung ergeben, aber dafür sind dann die unverträglichen Nahrungsreste auch wirklich aus dem Körper entfernt.

Bei **nervlich bedingtem Durchfall**
wählt man **SOLUNAT Nr. 4 Cerebretik**, 2–3x 5–10 Tropfen. Damit dürfte das Nervensystem wieder zufrieden sein. Wenn man seine Schwäche kennt, dann kann man bereits vor der Stresssituation **SOLUNAT Nr. 4 Cerebretik** einnehmen. In den meisten Fällen kann damit die peinliche Situation umgangen werden.

Einen **massiven, schwächenden Durchfall**
sollte man in seinem Zusammenhang betrachten:

- Ist der Patient gerade von einer Fernreise (Tropenaufenthalt) zurückgekehrt?
- Hat er zusätzlich Fieber?
- Hat er möglicherweise einen Hautausschlag?

Wenn sie eine dieser Fragen mit „JA“ beantworten, müssen sie einen Arzt hinzuziehen. Es könnte eine Salmonelleninfektion oder eine Tropenkrankheit vorliegen.

Dass man nach einer Antibiotikabehandlung die Darmbakterien wieder aufbauen sollte, sei nur am Rande erwähnt. Fragen Sie hierzu ihren Arzt oder Heilpraktiker.

Verstopfung

Viele Menschen leiden an Darmträgheit. Frauen sind davon häufig betroffen. Natürlich kann man Abführmittel einnehmen. Dies ist jedoch für den Dauergebrauch nicht zu empfehlen. Durch den ständigen Elektrolytverlust wird die Verstopfung langfristig nur noch schlimmer.

Das beste Abführmittel ist ein Mittel, das den Gallefluss anregt. Dies ist der Ansatz, den die Solunatherapie verfolgt.

SOLUNAT Nr. 19 Stomachik I	10 Tropfen vor dem Essen aktivieren die Verdauung
SOLUNAT Nr. 8 Hepatik	10 Tropfen nach dem Essen regen den Gallefluss an

Zusätzlich ist es natürlich wichtig, dass ausreichend getrunken wird. Ein bis zwei Liter Wasser sind täglich erforderlich, wenn man gesund bleiben will. Obst und Gemüse sind wichtig, damit der Darm ausreichend Ballaststoffe erhält.

Besonders von Kindern wird eine Bauchmassage sehr angenehm empfunden. Man massiert von rechts nach links, also in Richtung zum Darmausgang und benutzt Lunasol Melissen-Öltinktur als beruhigendes Gleitmittel. Innerlich hat sich Gabe von Lunasol Johanniskrautöl bewährt.

Sodbrennen

Sodbrennen tritt auf, wenn Magensaft in die Speiseröhre zurück fließt und diese verätzt. Als erste Maßnahme sollte man ein Glas warmes Wasser trinken, um die Magensäure von der Speiseröhrenwand ab zu spülen.

Danach kann man LUNASOL Johanniskrautöl, 1–3 Teelöffel auf ein Stück Brot einnehmen und damit die Säureverletzungen in der Speiseröhre und die Schmerzen lindern.

- Wenn Sodbrennen nervlich bedingt ist, dann ist **SOLUNAT Nr. 4 Cerebretik** angezeigt. Man sollte in diesem Fall über mehrere Wochen 3x täglich 5 Tropfen auf Wasser einnehmen.
- Wenn das Sodbrennen häufig nachts auftritt, dann ist es sinnvoll, wenn man das Bett mit dem Kopfende um ca. 10 cm höher stellt. Damit wird das Auslaufen von Magensaft in die Speiseröhre und somit auch das Sodbrennen verhindert.

Es ist natürlich auch wichtig, auf die Ernährung zu achten und sehr fette und schwere Speisen, die viel Magensaft benötigen[20], möglichst zu vermeiden. Es ist in diesem Fall vernünftig, nicht sehr spät zu Abend zu essen. Nach 20 Uhr noch schwere Mahlzeiten zu sich zu nehmen, ist ohnedies nicht sehr gesund.

20 Fettes Fleisch, fette Würste, Geräuchertes, Zucker, Alkohol, Hefegebäck benötigen viel Magensaft.

Hausmittel bei Infekten und Magen-Darm-Störungen

Ernährung

Es ist ganz natürlich, dass ein Mensch mit einem beginnenden Infekt keinen Appetit hat. Der Körper braucht seine Kraft für den Aufbau der Abwehr.

Hühnersuppe

Sowohl in Asien als auch in den Mittelmeerländern ist Hühnersuppe bei grippalen Infekten eine bewährte Medizin.

Die Hühnersuppe muss einige Stunden köcheln, damit sich die heilende Wirkung entfalten kann. Das zerkochte Gemüse wird in der Regel nicht mit gegessen, da darin sowieso keine Wirkstoffe mehr sind.

Rezept für die Hühnerkraftsuppe
2–3 Liter Wasser in einem großen Topf zum Kochen bringen, inzwischen

- 1 Suppenhuhn,
- 3 Karotten,
- 1 Sellerieknolle,
- 1 Lauchstange und
- 3 Petersiliewurzeln

säubern und in große Stücke zerteilen.

- 1 große Zwiebel halbieren, mit der Schnittstelle nach unten in einer heißen Pfanne in wenig Öl anbraten.

Sobald das Wasser kocht, werden alle Zutaten hinein gegeben, mit etwas Salz gewürzt und bei halb geschlossenem Deckel auf kleinster Flamme gekocht.

Nun hat man die Wahl
Entweder alles zusammen ca. 5 Stunden köcheln lassen und am Schluss das zerkochte Fleisch, die Knochen und das Gemüse mit einer Schaumkelle herausholen und entsorgen, um so die reine Energie aus den Zutaten zu erhalten. Als Trinkbrühe wirkt die Suppe

dann sehr stark aufbauend, stärkend und wärmend und ist besonders zu empfehlen, wenn der Magen-Darm-Trakt während der Krankheit betroffen war.

Oder
man nimmt nach 1 Stunde Kochzeit das Huhn heraus, entfernt das Fleisch von den Knochen und kocht die Knochen in der Brühe weitere 4 Stunden. Am Ende der Kochzeit werden Knochen und Gemüse entfernt. Anschließend kann die Brühe mit verschiedenem, nicht blähendem Gemüse angereichert werden. Zum Schluss kann dann das Hühnerfleisch in die Suppe getan werden. Diese Art der Zubereitung ist besonders gut, wenn hohes Fieber die Krankheit begleitet hat und man sich noch immer sehr müde und schlapp fühlt.

Die Dosierung ist bei beiden Suppen gleich:
Dreimal am Tag eine kleine Tasse als alleinige Mahlzeit (auch zum Frühstück) oder als Vorsuppe, wenn der Hunger schon wieder größer wird.

Im Kühlschrank hält sich die Kraftsuppe ca. 3 Tage, muss dann aber immer wieder portionsweise vor dem Essen einmal aufgekocht werden.

Vor dem Verzehr
kann die Hühnerbrühe mit etwas frischem Ingwer oder mit reichlich Zitronensaft verbessert werden. Ingwer ist die erwärmende chinesische Variante. Zitronensaft ist die kühlende griechische Variante.

Die Moro'sche Karottensuppe

Anhaltender Durchfall ist vor allem für Kinder gefährlich. Durch den hohen Wasser- und Mineralstoffverlust kann es schnell zu einer lebensbedrohlichen Situation kommen. Ein wichtiges Hausmittel ist die Moro'sche Karottensuppe. Diese Suppe wurde zu Beginn des 20. Jahrhunderts von dem Münchner Kinderarzt Ernst Moro entwickelt und mit großem Erfolg gegen die damals hohe Kindersterblichkeit bei Durchfallerkrankungen eingesetzt.

Rezept
½ Kilogramm geschälte Karotten in 1 Liter Wasser ca. eine Stunde kochen.
Anschließend durch ein Sieb streichen oder pürieren.
Mit Wasser (oder auch Fleischbrühe) wieder auf die Menge von 1 Liter auffüllen.
Zum Schluss einen gestrichenen Teelöffel Salz hinzufügen (ca. 3 Gramm).

Wirkung
Spezielle Kohlenhydrate (Oligogalakturonsäuren), die in Karotten aber auch Äpfeln, Preiselbeeren oder Heidelbeeren vorkommen, werden erst beim Kochen oder Reiben dieser Lebensmittel freigesetzt. Diese Kohlenhydrate docken anstelle der Bakterien an Rezeptoren der Darmwand an. Können die Bakterien sich nicht an die Darmschleimhaut anheften, bilden sie keine Giftstoffe. Sie werden ausgeschieden und der Durchfall bessert sich schnell.

Ernährung Kranker

Kranke können in der Regel nicht so viel essen wie gesunde Menschen. Umso mehr sollte man darauf achten, dass das Wenige liebevoll zubereitet und ansprechend serviert wird. Man sagt nicht umsonst „das Auge isst mit“!

Ein kleiner Aperitif

vor dem Essen regt die Magenbesaftung an. Hier kommen die bekannten Bitterstoffe wie z. B. Campari, Ouzo, Pernot, Portwein oder SOLUNAT Nr. 19, Stomachik I (5 Tropfen auf ein Schnapsglas Wasser) zur Anwendung.

Die Anwendung von Gewürzen

Besonders wertvoll sind Kümmel, Fenchel, Coriander, Anis und frische Zutaten wie z. B. Petersilie und Schnittlauch. Zwiebeln und Knoblauch sind wichtig, werden jedoch oft nicht gut vertragen.

Durch die Trennung von tierischem Eiweiß und Stärke

wird die Bekömmlichkeit der Speisen gesteigert. Besonders der Pankreas wird geschont, da er sich auf nur eine Enzymgruppe (Amylasen oder Proteasen) während des Verdauungsprozesses konzentrieren kann. Hierauf baut sich der Erfolg der „Trennkost“ auf, die William Howard Hay zu Beginn des 20. Jahrhunderts entwickelte.

Die Verteilung auf 5 kleine Mahlzeiten

führt zu einer geringeren Belastung der Verdauungsorgane und damit zu einer besseren Verträglichkeit. Dabei steigert eine küchentechnisch schonende Bearbeitung (Dampfgaren, Wok) ebenfalls die Bekömmlichkeit.

Ein weitere Regel für die Ernährung Schwerkranker leitet sich aus der Immunologie ab.

Ernähre den Patienten so, wie er in seiner Kindheit ernährt wurde.

Unser immunologisches Gedächtnis sind die B-Lymphozyten. Alles, was wir in uns aufnehmen, wird auf „verträglich oder nicht verträglich" geprüft und das Ergebnis wird in den B-Lymphozyten abgespeichert. Die Immunabwehr setzt ein, sobald ein Stoff (Gewürz, Nahrungsmittel, Arzneimittel, Kosmetikum usw.) als nicht verträglich erkannt wurde. Da jedoch der Speicherplatz in den B-Lymphozyten begrenzt ist, kann es bei einem kranken und älteren Menschen problematisch werden, wenn sein Körper sich immer wieder mit neuen Stoffen immunologisch auseinander setzen muss. Es werden kraftraubende immunologische Prozesse ausgelöst. Diese Kraft braucht er aktuell jedoch, um mit seiner Krankheit fertig zu werden.

Beispiel:
Jemand ist in Norddeutschland aufgewachsen. Als Kind wurde er mit Kartoffeln und Gemüse ernährt. Dies wird er auch im Alter am besten vertragen, da sein Immunsystem diese Kost gewöhnt ist.

Ein anderer Patient wurde in Bayern geboren. Er bekam als Kind oft Knödel mit Soße. Diese Nahrungsmittel werden für ihn gut verträglich sein, sein Immunsystem wird nur geringfügig aktiviert werden.

Im Übrigen sollte man einen Patienten zu fragen, was er möchte. Nur der Patient selbst und nicht irgendeine Leitlinie oder ein Lehrbuch wissen, was er aktuell verträgt und worauf er Appetit hat.

Man erzählt sich von dem berühmten persischen Arzt Ibn Sina oder Avicenna (*980 – †1037) eine lehrreiche Geschichte. Ein magenkranker Kamelhirte war in Isfahan[21] im Krankenhaus. Er war praktisch am verhungern, obwohl er nach Meinung der Ärzte bestmöglich versorgt war. Erst als Ibn Sina ihn fragte, was er denn möchte, wendete sich das Blatt. Er bekam die gewünschten Datteln und die Kamelmilch, wie er es seit seiner Jugend gewöhnt war. Er konnte nach einer Wochen geheilt entlassen werden. Aber das passierte nur, weil Ibn Sina gefragt hatte.

21 Isfahan liegt ca. 400 km südlich vom heutigen Teheran

Getränke

Wichtig ist, dass der Patient bei einem Infekt viel trinkt. Ein bis zwei Liter leichter Tee oder Wasser pro Tag sind nicht zu viel. Die Trinkmenge ist ausreichend, wenn der Urin wasserhell ist.

Bewährt sind
- Ingwertee
- Hollunderblütentee und
- Lindenblütentee.

Der Tee kann leicht gesüßt werden, z. B. mit gutem Bienenhonig.

Man kann guten Honig daran erkennen, dass er kandiert. Ein Honig, der nicht fest wird, wenn er eine gewisse Zeit steht, wurde in der Regel mit Zuckerwasser versetzt.

Elektrolyt- und Flüssigkeitsersatz

Bei starkem, länger dauerndem Erbrechen und Durchfall besteht die Gefahr des zu hohen Flüssigkeits- und Elektrolytverlustes. Diesen Zustand nennt man Dehydratation. Der Dehydratation wird durch eine Elektrolytlösung vorgebeugt, die man leicht selbst herstellen kann. Diese Lösung wurde von der WHO[22] entwickelt, und hat in Entwicklungsgebieten schon vielen Kindern das Leben gerettet.

Die Lösung besteht aus ...
- 8 gestrichenen Teelöffel Zucker (= Energielieferant)
- 1 Teelöffel Kochsalz (= Natrium)
- ½ Liter Orangensaft (enthält ca. 0,8 g Kalium)
- ½ Liter abgekochtem Wasser

Die **Trinkmenge** sollte etwa 40 ml/kg Körpergewicht innerhalb von 24 Stunden betragen. Dies sind z. B. bei einem Körpergewicht von 75 kg ca. drei Liter pro Tag. Oder einfach und praktisch formuliert, man sollte mindestens so viel trinken, wie ausgeschieden wurde.

Cola und Salzstangen werden heute nicht mehr empfohlen, da durch die Salzstangen und das süße Getränk der Betroffene unkontrolliert viel Salz und Zucker zu sich nimmt, was den Durchfall verstärken kann[23].

22 WHO = die Gesundheitsorganisation der Vereinten Nationen
23 Quelle: https://www.apotheken-umschau.de/Durchfall/Durchfall-Helfen-Salzstangen-und-Cola-103951.html (Stand 2018-09-08)

Das Auslaugebad

Mit einer Badewanne kann man einen grippalen Infekt deutlich abkürzen. Das Auslaugebad ist eine sehr bewährte und einfache Methode zur Ausscheidung von Krankheitsstoffen.

Man braucht dazu eine Badewanne und gute Kernseife[24].

Man legt sich in die mit warmem Wasser gefüllte Badewanne. Die Wassertemperatur wählt man so, dass man sich wohlfühlt. Diese Temperatur wird durch zulaufen lassen von heißem Wasser über die ganze Zeit gehalten.

- Nach 10 Minuten seift man den ganzen Körper gründlich mit Kernseife ab. Nun legt man sich wieder in das warme Badewasser. Damit man nicht auskühlt, lässt man so viel heißes Wasser nachlaufen, dass man sich immer wohl fühlt.
- Nach weiteren 30 Minuten im Vollbad seift man nochmals den ganzen Körper mit Kernseife ab.
- Nun trinkt man eine große Tasse warmen Lindenblüten- oder Hollunderblütentee mit einem Löffel Honig.
- Danach bleibt man noch ca. 10 Minuten im warmen Bad sitzen.

Jetzt geht man aus dem Wasser heraus. Man trocknet sich nicht ab, sondern hüllt sich in einen Bademantel ein und legt sich ins vorgewärmte Bett.

Im Bett trinkt man ½ Liter möglichst warmen Tee (Lindenblüten, Hollunderblüten oder notfalls auch Kamille), dem 1 Esslöffel guter Imker-Honig zugesetzt ist.

Nach ca. ½ bis 1 Stunde setzt Schwitzen ein. Das Schwitzen wird ungefähr 1 Stunde anhalten. Der Körper wird nun trocken frottiert, man zieht trockene Nachtkleidung an und sollte jetzt möglichst schlafen. In den meisten Fällen ist man am nächsten Tag gesund.

Der Wadenwickel

Mit einem Wadenwickel kann man die Körpertemperatur um ca. 1 °C absenken. Er ist also ein sehr wirksames Fiebermittel, wirkt schneller als jede Tablette und hat keine Nebenwirkungen.

Das feuchtwarme Wickeltuch entwickelt Verdunstungskälte und unterstützt so die Wärmeabgabe des Körpers. Dadurch sinkt das Fieber.

24 Also keine rückfettende Feinseife oder ein Syndet mit pH 5,5 etc.

Anwendung

- Eine Schüssel wird mit handwarmem Wasser gefüllt. Das Wasser darf nicht kalt sein, weil sich sonst die Blutgefäße verengen und die Wickel nicht mehr ausreichend wirken können.
- Die Wickeltücher (Leinen oder Baumwolle, keine Kunstfaser) in das Wasser hineinlegen.
- Die Wickeltücher kräftig auswringen und straff um beide Waden des Patienten wickeln.
- Die beiden Beine mit dem trockenen Außentuch (keine Plastikfolie!) abdecken.
- Um das Bett nicht nass zu machen, kann eine Plastikfolie darunter gelegt werden.
- Den Patienten gut zudecken.
- Die Beine sollen nicht bedeckt werden, sonst kann das Wasser nicht verdunsten.
- Solange die Wickel liegen, darf man den Patienten nicht allein lassen. Wenn Frösteln und Zittern auftritt, soll man die Wickel entfernen.
- Bei kleinen Kindern sollte man den Wickel nur zehn Minuten lang anwenden, bei älteren 20 bis 30 Minuten, sonst droht zu große Abkühlung.

Probleme im Bereich Blase – Niere

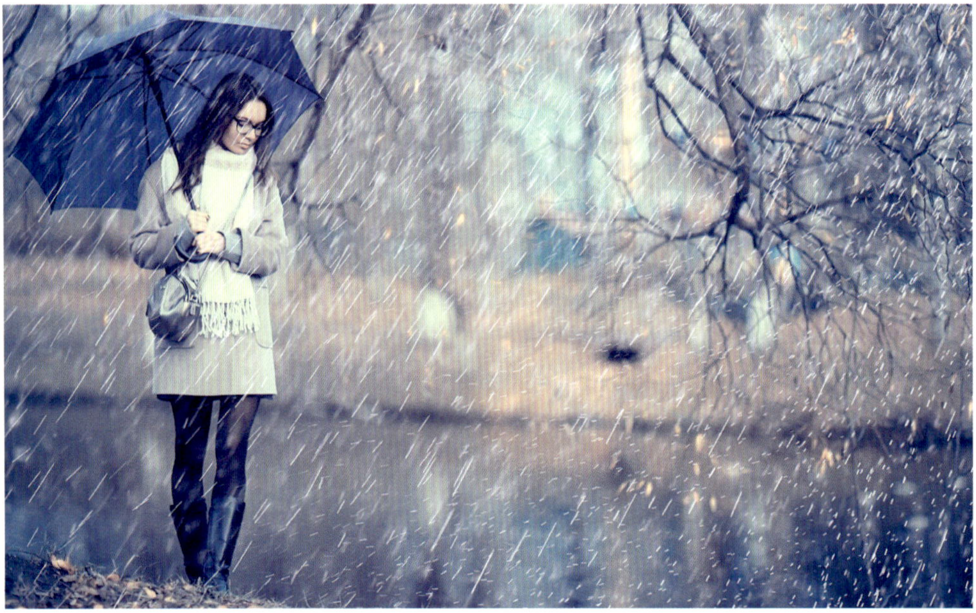

Stellen wir uns einmal folgendes Szenario vor:
Eine junge Frau arbeitet in der Stadt. Sie wartet in Kälte, Wind und Regen auf den Bus. Dabei bekommt sie kalte Füße und wird auch den ganzen Vormittag nicht mehr richtig warm. Weil sie schick aussehen möchte, trägt sie nicht so warme Unterwäsche, wie es das Wetter erfordern würde. Blasenschmerzen oder Schlimmeres sind vorprogrammiert.

Die Blasenentzündung (Cystitis)

Bei einer unkomplizierten Cystitis fühlt man sich krank und hat Schmerzen beim Wasserlassen. Der ständige, schneidende Harndrang und der trübe, streng riechende und manchmal sogar blutige Urin ist mehr als nur störend.

Wenn das Immunsystem geschwächt ist, dann können sich die Schmerzen zum krampfartigen Dauerschmerz mit Fieber und deutlich blutigem Urin steigern. Im ungünstigsten Fall kann die Entzündung zur Niere aufsteigen. Dies ist eine ernste Komplikation.

Ursachen einer Cystitis

Frauen haben öfter eine Blasenentzündung als Männer. Etwa 10 % der Frauen bekommen mindestens einmal im Jahr eine Blasenentzündung, ca. die Hälfte davon sogar mehrmals im Jahr.

Das hat mehrere Ursachen. Die weibliche Harnröhre ist nur ca. 5 cm lang[25] . Keime gelangen deshalb leichter in die Blase als wie bei einem Mann. Der weibliche Hormonhaushalt (Schwangerschaft, Klimakterium, Pille) führt zeitweise zu einer schlechteren Abwehrlage. Auch die Sexualität (Honeymoon-Cystitis) kann zum Einschleppen von Keimen in die Blase führen.

Diagnostik

Neben den typischen Symptomen ist die Urinuntersuchung mit Teststäbchen sehr aussagekräftig:

Erkrankung	Erythrozyten	Leukozyten	Nitrit	Protein
bakteriellen Blaseninfekt	++	++	++	ø
viralen Blaseninfekt	++	++	ø	ø
Nierenbeteiligung	+	+	+ oder ø	+++
Bedeutung der Symbole:	++ stark erhöht	+ erhöht	ø nicht erhöht	

Therapie

Die unkomplizierte Cystitis hat eine hohe Selbstheilungstendenz. Ca. 25 % der Patient/innen sind nach einer Woche auch ohne Therapie wieder gesund.

Schulmedizinisch
werden Antibiotika und Sulfonamide z.B. Cotrimazol® eingesetzt. Gegen die Schmerzen wird häufig Buscopan® und Ibuprofen verwendet. Paracetamol sollte nicht verwendet werden, da es nierentoxisch ist.

Naturheilkundlich
werden Nieren-Blasen-Tees, ansteigende Fußbäder[26] und Arzneimittel angewendet.

25 Länge der Harnröhre beim Mann ca. 18 cm
26 Am Besten mit der Schiele-Fußbadewanne, Hersteller: Fritz Schiele, 25462 Rellingen

Beispiel eines guten Nieren-Blasen-Tees (von Alexander von Bernus):

Rp.
Fol. Uvae ursi 10,0
Hb. Bursae past. 40,0
Hb. Equiseti ad 100,0
M.f.spec.
2 Teelöffel Drogen auf 1 Tasse Wasser als Aufguss,
ca. 10 Min. ziehen lassen,
täglich vormittags mehrere Tassen trinken.

Der Tee kann verstärkt werden, indem man in jede Tasse Tee 10 Tropfen SOLUNAT® Nr. 16, Renalin eintropft.

In meiner Praxis hat sich bewährt:

- SOLUNAT® Nr.16, Renalin, 3x 10 Tropfen vormittags und SOLUNAT® Nr.3, Azinat, 3x 10 Tropfen vor den Hauptmahlzeiten
- Eukalyptusöl, morgens und abends die Blasengegend einreiben,
- Kupfersalbe in der Kreuzbeingegend und auf die Fußsohlen einreiben.

pH-Schaukel

Wenn Bakterien im Urin sind, dann setze ich zusätzlich zu den Arzneimitteln die pH-Schaukel ein. Der Grundgedanke dieser Therapie ist, dass Keime nur in einem engen pH-Bereich im Urin lebensfähig sind. Das Darmbakterium Escherichia coli z.B. hat das pH-Optimum 7,2–7,8.

Man hält den Urin für 1 Woche im alkalischen Bereich, dann macht man 2–3 Tage Pause. Nun hält man den Urin für 1 Woche im sauren Bereich. Darauf macht man wieder 2–3 Tage Pause usw.

Der mehrfache Wechsel von sauer nach alkalisch und zurück entzieht den Keimen im Nieren-Blasen-Bereich die Lebensgrundlage.

1. Urin alkalisieren
   - vegetarische, eiweißarme Kost
   - Uralyt-U®
   - Rp.
     Natr.citricum
     Kalium citricum aa ad 100,0
     M.f.pulv.
     S. 3x täglich 1–2 Teelöffel in Wasser

2. Urin ansäuern
   - Fleisch- und Eiweißkost
   - Ascorbinsäure (Cebionbrause® etc.)
   - Extin® Tbl. (=Ammoniumchlorid)
   - Methionin[27]
   - Rp.
     Magnesium citricum
     Sacc. lactis aa 100,0
     M.f.pulv.
     morgens und nachmittags 1 Teelöffel mit Wasser

Der pH-Wert des Urins soll während der Therapie laufend geprüft werden, damit er im angestrebten Bereich gehalten wird.

Vorbeugen einer Blasenentzündung

An erster Stelle stehen sich warm halten und eine gute Hygiene auf der Toilette.

Eine Frau sollte nur von vorne nach hinten mit den Toilettenpapier wischen. Die Verwendung von spermiziden Verhütungsmitteln in der Scheide ist problematisch, weil immer auch die physiologische Besiedelung der Scheide beeinträchtigt wird.

Vorbeugend werden Nahrungsergänzungsmittel aus Cranberry und Mannose angeboten.

Die Kapuzinerkresse, die Brunnenkresse und der Meerrettich enthalten Senföle, die ebenfalls Keime in ihrer Vermehrung beeinträchtigen. Dabei ist es egal, wo die Keime sitzen.

Nach jedem Infekt sollte eine Entgiftung und Ausleitung (Seite 129) gemacht werden. Das Problem sind in der Regel nicht die Keime, sondern die Stoffwechselprodukte, die von den Keimen produziert und im Bindegewebe abgelagert werden.

Zusätzlich muss natürlich ausreichend Wasser getrunken werden, sonst werden die gelösten Schadstoffe lediglich an anderer Stelle wieder abgelagert. Die Trinkmenge ist ausreichend, wenn der Urin hellgelb ist.

27 siehe: https://www.netdoktor.de/medikamente/methionin/ (Stand 2019-06-25)

Vorbeugen einer Nierenschädigung

Die beste Vorbeugung ist

- warm halten
- ausreichend trinken
- vernünftig salzen
- Giftstoffe (Nikotin, Alkohol, nierenschädliche Arzneimittel) möglichst meiden

Schmerzmittel (Paracetamol, ASS, Ibuprofen) und deren übermäßiger Gebrauch schädigen die Nieren am häufigsten. Weitere Mittel, die den Nieren schaden können, sind:

- Chemotherapeutika
- Blutdruckmedikamente
- Medikamente zur Entwässerung (Diuretika)
- Antibiotika
- Rheumamedikamente
- Gichtmedikamente

Medikamente, die die Nieren angreifen[28], müssen abgesetzt und nötigenfalls durch andere Wirkstoffe ersetzt werden. Ein Nierenschaden durch eine langfristige Einnahme von Medikamenten lässt sich nicht rückgängig machen, jedoch kann man einer Verschlimmerung der Nierenerkrankung auf diese Art vorbeugen. Akute Nierenschäden durch Medikamente dagegen verbessern sich häufig nach deren Absetzen und einer Behandlung. Oft lässt sich die Nierenfunktion sogar wieder vollständig herstellen.

Im wesentlichen gibt es nur 2 Teedrogen, welche die Niere regenerieren, die Goldrute (Solidaginis Herba) und der Indische Nierentee (Orthosiphonis, Folia).

Nachfolgend ein Rezept für einen guten Nierentee mit der Goldrute:

Rp.	
Hb. Solidaginis	30,0
Fruct. Berberidis	10,0
Fruct. Cynosbati (sine sem.)	20,0
Hb. Equiseti	20,0
Flor. Chamomillae	20,0

M.f.spec.
1 Teelöffel Infus, mehrmals täglich 1 Tasse, ggf. mit etwas Honig süßen

28 Informationen über den Bundesverband Niere, Mainz, WebSite: http://www.bundesverband-niere.de

Die Orthosiphon-Droge ist sehr kaliumreich. Sie sollte nach Möglichkeit als Einzeldroge angewendet werden. Dabei wirkt ein Kaltauszug erheblich besser, als ein Aufguss.

In den Nierentee kann man immer 10–20 Tropfen SOLUNAT Nr. 16, Renalin geben. Hierdurch wird die Wirkbreite des Tees erweitert und seine Wirkung verstärkt.

Nach ein Wort zum Kochsalzgebrauch. Manche stellen die These auf „Salz ist schädlich, nur salzlos ist gesund“:

Diese Aussage ist so nicht richtig. Wir brauchen täglich ca. 5 Gramm Kochsalz, das ist 1 gehäufter Kaffeelöffel, um unseren Elektrolytaushalt stabil zu halten. Dies gilt allgemein, nicht für Dialysepatienten, hier gelten andere Regeln.

Richtig ist
- zu viel Salz ist schädlich
- Salz ist lebensnotwendig, denn ohne Natriumchlorid können wir nicht verdauen und unser Elektrolythaushalt entgleist.

Herz-, Kreislauf- und Atmungsprobleme

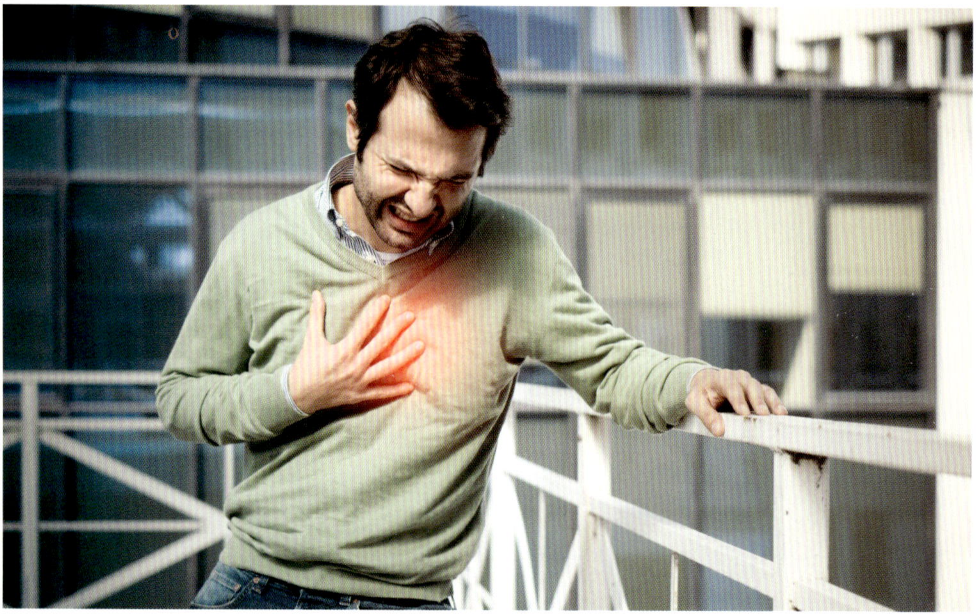

Allgemein

Die meisten Herzbeschwerden sind funktionell. EKG und Blutuntersuchung zeigen normale Werte, aber der Mensch fühlt sich trotzdem krank.

Wie sollen wir das bewerten? Zuerst sollten wir einmal froh sein, wenn das EKG und das Labor keine Anzeichen für eine ernsthafte Erkrankung liefern. Das ist die gute Nachricht. Warum haben wir aber den Eindruck, dass mit unserem Herzen etwas nicht in Ordnung ist, wenn doch alle Messwerte normal sind?

Wir sind eben doch keine Maschinen, sondern Menschen aus Fleisch und Blut und noch dazu mit sehr viel Psyche. Seelische Belastungen wie z. B. Verlust eines lieben Menschen durch den Tod, Verlust des Arbeitsplatzes, Erschöpfung und Umbruchsituationen (Pubertät, Klimakterium, Scheidung) sowie Belastungen des Kreislaufs durch Infekte und Fieber machen uns manchmal mehr zu schaffen, als wir uns das eingestehen wollen.

Wir nehmen dann unsere Herztätigkeit als „Engegefühl" in der Brust, als Herzjagen oder als Herzstolpern wahr. Dies führt zu einer verminderten Belastbarkeit des Kreislaufs und wir haben das Gefühl des drohenden Bewusstseinsverlusts oder dass wir keine Luft bekommen.

Organische Herzkrankheiten
treten in der Regel bei körperlicher Belastung stärker auf. Darum lässt man Patienten auf einem Fahrrad oder auf einem Laufband arbeiten, wenn man eine organische Herzkrankheit feststellen will.

Funktionelle Herzkrankheiten
dagegen treten oft erst in Ruhe auf, wenn der Körper Zeit zum Nachdenken hat.

Warnsignale, bei denen wir einen Notruf 112 absetzen müssen

- Der Patient empfindet dumpfe, drückende oder brennende Schmerzen hinter dem Brustbein, die sich bei Belastung verschlimmern.
- Er hat schon öfter solche Zustände gehabt.
- Der Schmerz kann in den linken Arm, bis in den Kiefer oder in den Rücken oder in den Bauch ausstrahlen.
- Der Puls ist sehr niedrig unter 45 Schläge pro Minute, obwohl der Patient kein Leistungssportler ist.
- Der Puls ist sehr hoch über 100 Schläge pro Minute.
- Der Puls ist nicht tastbar oder er ist unrhythmisch.
- Der Patient bekommt schlecht Luft und könnte demnächst bewusstlos werden.
- Der Patient schwitzt stark, er erbricht oder es geht unwillkürlich Urin ab.
- Der Patient hat eine panische Angst.
- Der Patient ist Diabetiker.

Übelkeit

Übelkeit tritt in Verbindung mit Herz- und Kreislaufbeschwerden sehr häufig auf. Es ist auch eine Tatsache, dass sich die meisten Herz- und Kreislaufattacken ereignen, wenn der Magen[30] voll ist.

Es gibt eine sehr interessante Theorie, die sowohl Herzinfarkte als auch Schlaganfälle mit einer Übersäuerung des Körpers in Verbindung bringt. Die Übersäuerung kann mit einer Ausleitungs- und Entgiftungsbehandlung erheblich verbessert werden. Diese ist ab Seite 129 beschrieben.

Im Akutfall hilft folgende Soluna-Therapie:

SOLUNAT Nr. 19 Stomachik I	10–20 Tropfen auf Wasser einnehmen, Tropfen lange im Mund behalten
SOLUNAT Nr. 5 Cordiak	mehrmals 5–10 Tropfen auf Wasser

Atemnot und Bronchialasthma

Atemnot in Verbindung mit Herz- und Kreislaufbeschwerden ist sehr häufig. Eine herzbedingte Atemnot wird dadurch ausgelöst, dass Herz und Lunge nicht mehr richtig zusammenarbeiten. Ein- und Ausatmung sind gestört.

Asthma dagegen ist eine Erkrankung, die das Bronchialsystem betrifft. Die Atemwege machen zu. Dies kann durch Verkrampfung der Bronchien oder durch starke Schleimbildung geschehen. Typisch ist, dass sich in der Lunge die Luft staut, der Patient kann nicht mehr ausatmen.

Meistens ist es dem Patienten bekannt, ob er an Asthma leidet oder ob er Herzprobleme hat. Natürlich kann man auch Herzprobleme und Bronchialasthma gemeinsam haben.

Beide Formen der Atemnot sind stark psychisch überlagert. Beispielsweise geht es den meisten Patienten besser, wenn die Fenster geöffnet werden, obwohl sie dadurch rein physikalisch auch nicht mehr Luft bekommen.

Patienten mit Atemnot sollten sitzen und sich mit den Armen nach hinten abstützen. Im Liegen bekommen sie schlecht Luft.

---

30 Durch den vollen Magen wird ein Zwerchfellhochstand ausgelöst, der das Herz beeinträchtigen kann. (Roemheld Syndrom)

Herzbedingte Atemnot
kann mit **SOLUNAT Nr. 5 Cordiak** verbessert werden. Man nimmt bei Bedarf mehrmals 5 Tropfen auf ein Stück Würfelzucker und zur Vorbeugung 3–4x täglich 5–10 Tropfen auf etwas Wasser.

Bei **Atemnot durch Bronchialasthma,**
hilft **SOLUNAT Nr. 15 Pulmonik**, 10 Tropfen auf ein Stück Würfelzucker auftropfen und lutschen. Pulmonik löst hauptsächlich die Verschleimung, welche die Atmung erschwert. Diese Maßnahme kann mehrmals wiederholt werden. Zur Vorbeugung nimmt man 3–4x täglich 5–10 Tropfen auf etwas Wasser.

Eine weitere wirkungsvolle Maßnahme ist, Brust und Rücken mit einigen Tropfen **SOLUNAT Nr. 29 Ätherische Essenz II** kräftig einzureiben. Wenn der Patient das toleriert, dann soll die Haut rot werden.

Man kann auch 1–2 Tropfen **SOLUNAT Nr. 29 Ätherische Essenz II** auf ein Stück Würfelzucker auftropfen und wie ein Bonbon lutschen. Hierdurch wird ebenfalls die Atemtätigkeit gefördert.

Bei **Verschleimung** ist es wichtig, dass ausreichend getrunken wird.

Man sollte immer die Psyche beruhigen und damit die Angst reduzieren. Atemnot macht sehr viel Angst und Angst löst oftmals Atemnot aus–also ein Teufelskreis.

Zur Beruhigung der Psyche
nimmt man **SOLUNAT Nr. 14 Polypatik**, tagsüber 2–3x täglich 8–15 Tropfen auf Wasser und vor dem Schlafen **SOLUNAT Nr. 4 Cerebretik**, 2–3x 5–10 Tropfen auf etwas Wasser oder man tropft direkt auf die Zunge.

Bei Herzmuskelschwäche
sammelt sich oft Wasser im Körper an. Als erstes Symptom schwellen häufig die Fussgelenke an. Beim Drücken mit dem Finger bleibt eine deutliche Delle zurück. Hier helfen **SOLUNAT Nr. 16 Renalin** und **SOLUNAT Nr. 9 Lymphatik**. Man nimmt jeweils 2–3x 10–15 Tropfen täglich auf etwas Wasser.

Es ist zweckmäßig **SOLUNAT Nr. 16 Renalin** nicht vor der Nachtruhe zu nehmen, weil man sonst nachts laufend auf die Toilette muss und der Nachtschlaf gestört ist.

Bei Bronchialasthma keine Sauerstoffgabe,
wenn nicht die Möglichkeit der assistierten Beatmung gegeben ist. Sauerstoff kann einen Atemstillstand auslösen.

Begründung

Beim gesunden Menschen wird die Atmung durch Sauerstoffmangel und durch Kohlendioxidüberschuss stimuliert. Da der Asthmapatient durch seine Krankheit meistens einen erhöhten Kohlendioxidgehalt im Blut hat, ist er an Kohlendioxidüberschuss gewöhnt. Somit bleibt ihm für die Steuerung seiner Atmung nur noch der Sauerstoffmangel.

Wenn der Sauerstoffmangel durch erhöhte Sauerstoffzufuhr von außen korrigiert wird, dann hat er keinen Atemreiz mehr. Als Folge davon ist ein Atemstillstand möglich.

Gefäßsystem

Der Mensch hat Blutgefäße und Lymphgefäße. Bei den Blutgefäßen unterscheidet man Arterien und Venen. Die Arterien führen das Blut vom Herzen weg zum Körper, die Venen führen das Blut wieder zum Herzen zurück.

Die Lymphgefäße sind das Drainagesystem des Körpers. Sie führen die Gewebeflüssigkeit (Lymphe) aus dem Bindegewebe wieder in den Blutkreislauf zurück.

Die Aufgabe des Gefäßsystems ist es, den Körper mit Nährstoffen und mit Sauerstoff zu versorgen und die entstandenen Stoffwechselprodukte abzutransportieren.

Arteriosklerose

Die Arteriosklerose (auch Atherosklerose) ist eine Erkrankung der Arterien, die mit einer Schädigung der Gefäßwände einhergeht.

Bis heute sind noch nicht alle Ursachen für die Arteriosklerose bekannt, jedoch gibt es einige Risikofaktoren, die man vermeiden sollte.

- Rauchen
- Überernährung und das daraus resultierende Übergewicht
- mangelnde Bewegung
- zu hoher Blutdruck

Natürlich sind die Erbanlagen von Bedeutung, jedoch schädigen uns wahrscheinlich langjähriger Stress, Rauchen und eine chronische Fehlernährung mehr.

Die Arteriosklerose engt die Blutgefäße ein. Meistens sind die Herzkranzgefäße, die Halsarterien und die Blutgefäße im Gehirn betroffen. Dies ist eine mögliche Ursache für Herzinfarkt und Schlaganfall. Auch die Gedächtnisschwäche älterer Menschen lässt sich gelegentlich auf Arteriosklerose zurückführen.

Vorbeugung gegen Arteriosklerose

Die beste Vorbeugung ist, die Risikofaktoren soweit als möglich zu vermeiden. Es ist auch sehr sinnvoll, mindestens einmal jährlich eine Ausleitung bzw. Entgiftung durchzuführen, wie sie auf Seite 129 beschrieben ist.

Behandlung der Arteriosklerose

Hier kommen folgende Solunate zum Einsatz:

SOLUNAT Nr. 17 Sanguisol	2–3x täglich 5–10 Tropfen zur Regeneration, Stärkung der Lebenskraft
SOLUNAT Nr. 18 Splenetik	2–3x täglich 5–10 Tropfen zur Auflösung der Ablagerungen
SOLUNAT Nr. 3 Azinat	2–3x täglich 3–5 Tropfen zur Stärkung des Immunsystems

Die Einnahme dieser Solunate ist nach 4–6 Wochen durch eine Ausleitung (siehe Seite 129) zu ersetzen. Wenn die Ausleitung durchgeführt wurde, dann sind einige Wochen Pause einzulegen. Danach sollte die vorstehende Rezeptur wiederholt werden.

Bitte beachten Sie
Arteriosklerose hat sich über Jahrzehnte aufgebaut. Sie kann nicht nach 4–6 Wochen verschwinden. Es ist also Geduld erforderlich.

Schlaganfall (TIA)

Man unterscheidet die Gehirnblutung von der vorübergehenden Gehirndurchblutungsstörung, der Transitorischen Ischämischen Attacke (TIA). Die meisten Schlaganfälle sind mehr oder weniger massive Durchblutungsstörungen des Gehirns und sind oft eine Folge von Arteriosklerose.

Die Symptome oder Zeichen einer TIA entsprechen denen eines Schlaganfalls. Je nach Hirnregion, die von der Durchblutungsstörung betroffen ist, kann es vorübergehend zu folgenden neurologischen Störungen kommen

- Erinnerungslücken,
- undeutliches Sprechen,
- Sehstörungen (Doppeltsehen),
- ein schiefes Gesicht (schiefe Mundstellung!),
- Speichelfluss,
- Ungeschicklichkeit oder Koordinationsstörung von Armen und Beinen sowie
- Schwindel.

In diesem Fall sollten Sie unverzüglich einen Notruf 112 absetzen.

Jede Schlaganfallsymptomatik ist ein dringender Notfall. Man kann ohne genaue Untersuchungen nicht sicher unterscheiden, ob eine TIA oder eine Gehirnblutung vorliegt. Deshalb sollte so früh wie möglich ein Notfalltransport in eine neurologische Spezialklinik (Stroke Unit) erfolgen. Nur so kann größerer Schaden verhindert werden.

Bei der **Nachbehandlung einer TIA** bzw. eines Schlaganfalls kann die Solunatherapie viel leisten. Folgende Solunate haben sich bewährt:

SOLUNAT Nr. 17 Sanguisol	morgens und vormittags 5–10 Tropfen
SOLUNAT Nr. 18 Splenetik	nach dem Mittagessen und nachmittags 5–10 Tropfen
SOLUNAT Nr. 4 Cerebretik	abends und zur Nacht 5–10 Tropfen

Ödeme

Ein Ödem[31] entsteht, wenn der Körper zu wenig Flüssigkeiten ausscheidet und diese im Bindegewebe ablagert. Als erstes Zeichen für ein Ödem schwellen die Fußgelenke an. Beim Drücken mit dem Finger bleibt eine deutliche Delle zurück.

Für Ödeme gibt es drei Hauptursachen:

1. ein krankes Lymphsystem
2. eine Ausscheidungsschwäche der Niere
3. eine Herzmuskelschwäche

Lymphödeme

Lymphödeme kann man in 2 Hauptgruppen unterteilen:

Primäres Lymphödem:
eine ererbte Lymphgefäßschwäche, die in der Regel die Beine betrifft.

Sekundäres Lymphödem:
eine erworbene Lymphgefäßschädigung, z. B. durch Operation, Bestrahlung oder durch Metastasen.

Primär kommen physikalische Maßnahmen wie manuelle Lymphdrainage und Kompressionsstrümpfe zum Einsatz. Die Behandlung kann mit Solunaten unterstützt werden.

31 Ödem (griechisch), deutsch „Schwellung, Wassersucht"

Bei Beinödemen und müden und schweren Beinen sollten die Beine oft hochgelagert werden.

Lunasol-Beinfrisch enthält neben anderen Heilpflanzen einen Rosskastanienextrakt, der bei dieser Problematik sehr angenehm empfunden wird.

SOLUNAT Nr. 5 Cordiak	morgens 5–10 Tropfen auf Wasser
SOLUNAT Nr. 9 Lymphatik	tagsüber 2–3x 5–10 Tropfen auf Wasser
SOLUNAT Nr. 16 Renalin	nachmittags 2x 5–10 Tropfen auf Wasser

Nierenödeme

Wenn die Niere nicht mehr richtig arbeitet, dann bleibt Flüssigkeit im Bindegewebe zurück. Die Niere kann mit **SOLUNAT Nr. 16 Renalin**, 3–4x vormittags 10 Tropfen, wenn möglich auf Nierentee (siehe Seite 62), angeregt werden.

Herzödeme

Bei der Herzmuskelschwäche sammelt sich Wasser im Körper an, da das Herz nicht mehr die Kraft hat, die Niere ausreichend zu durchbluten. Nachts wird dann die angesammelte Flüssigkeit wieder ausgeschieden, weil im Liegen die Körperflüssigkeit aus der Peripherie zum Körper zurück fließt.

Hier helfen **SOLUNAT Nr. 5 Cordiak** und **SOLUNAT Nr. 16 Renalin**, jeweils 3–4x täglich 10 Tropfen auf etwas Wasser.

Es ist zweckmäßig, die Renalintropfen nicht vor der Nachtruhe zu nehmen, weil man sonst nachts öfter auf die Toilette muss und der Schlaf gestört ist.

Blutdruckstörungen

Man unterscheidet den systolischen vom diastolischen Blutdruck. Unter Systole versteht man die Anspannung, unter Diastole die Erschlaffung des Herzmuskels.

Der Blutdruck wird in Millimeter einer Quecksilbersäule (mmHg) angegeben.

Wie hoch ist der richtige Blutdruck? Das ist eine Frage, an der sich die Lehrmeinung immer wieder entzündet.

Noch vor einiger Zeit galt folgende Lehrmeinung:
- Maximaler systolischer Blutdruck = 100 + Lebensalter (mm Hg)
- Maximaler diastolischer Blutdruck sollte nicht über 90 mmHg sein.

Bei einem 70-jähren wären demnach die maximal tolerierbaren Werte 170/90 mmHg.

Inzwischen orientieren sich einige Kliniken an starren Werten, die sich aus amerikanischen Studien ergeben haben. Demnach sollte der systolische Blutdruck, unabhängig vom Lebensalter den Wert von 140 mmHg nicht überschreiten. Daraus folgt, dass den meisten älteren Menschen Blutdrucktabletten verordnet werden können.

Unbestritten gibt es ältere Menschen, deren Blutdruck zu hoch ist. Man muss hierbei jedoch jeden Fall individuell betrachten. Ein niedriger Blutdruck schont das Herz, durch einen höheren Blutdruck wird das Gehirn besser mit Sauerstoff versorgt.

Bei zu niedrigem Blutdruck helfen folgende Solunate

SOLUNAT Nr. 2 Aquavit	morgens und vormittags 5 Tropfen
SOLUNAT Nr. 5 Cordiak und SOLUNAT Nr. 17 Sanguisol	tagsüber jeweils 2–3x 5 Tropfen auf Wasser

Naturheilkundlich kann man allgemein mehr Kochsalz verwenden. Kochsalz hält Wasser im Körper zurück und damit steigt der Blutdruck.

Bei zu hohem Blutdruck helfen folgende Solunate

SOLUNAT Nr. 5 Cordiak	morgens 5 Tropfen auf etwas Wasser kräftigen das Herz
SOLUNAT Nr. 14 Polypatik	nachmittags 2x 5 Tropfen beruhigen die Nerven
SOLUNAT Nr. 4 Cerebretik	abends und vor dem Schlafen gehen 10 Tropfen bewirken eine gute Nachtruhe

Ist die **Niere** der Grund für den hohen Blutdruck, dann wird die Rezeptur ergänzt durch

SOLUNAT Nr. 16 Renalin	vormittags 2x 10 Tropfen auf Nierentee z. B. Goldrutentee

Ist der Hochdruck durch **Arteriosklerose** bedingt, dann wird die Rezeptur ergänzt durch

SOLUNAT Nr. 18 Splenetik	vormittags 2–3x 5–10 Tropfen

Naturheilkundlich kann man in der Küche weniger Kochsalz verwenden. Damit sinkt der Blutdruck. Auf Kochsalz vollständig zu verzichten, ist jedoch nicht zu empfehlen, da sowohl Natrium als auch Chlorid für die Funktion des Körpers erforderlich sind.

Auch Knoblauch senkt den Blutdruck, nur kommen manche Mitmenschen mit dem Geruch nicht klar.

Was kann man nun bei Gerinnungsstörungen tun?
Auf jeden Fall einmal die selbsverordneten Gerinnungshemmer weglassen.

Das Gerinnungssystem benötigt Calcium und Vitamin C, um richtig funktionieren zu können.

Mit Solunaten kann man das Gerinnungssystem wirkungsvoll beeinflussen.

SOLUNAT Nr. 21 Styptik	2–3x täglich 5–10 Tropfen hemmen die Blutungsneigung
SOLUNAT Nr. 11 Matrigen II:	2–3x täglich 5–10 Tropfen regeln den Calciumhaushalt

Vitamin C kann man am Besten mit frisch gepresstem Zitronensaft zuführen. Pressen sie morgens und abends 1 Zitrone aus und trinken sie den Saft mit Wasser verdünnt.

Nervensystem und Schmerzen

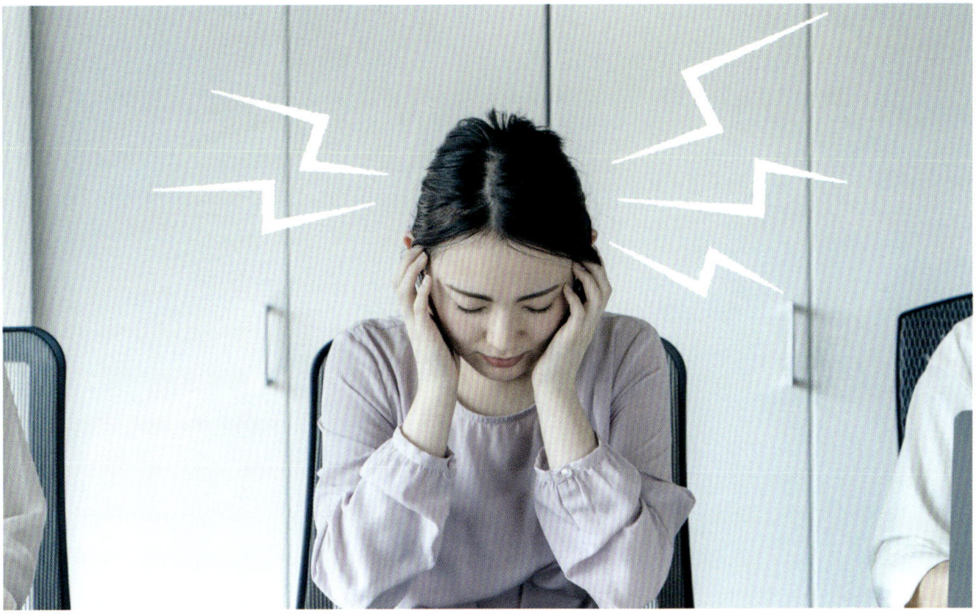

Die meisten von uns hatten schon einmal Schmerzen.

Es gibt Menschen, die keine Schmerzen empfinden können. Dies ist auf einen seltenen Gendefekt zurückzuführen. Diese Menschen leben gefährlich und werden meistens nicht sehr alt, denn Schmerzen nehmen eine wichtige Schutz- und Warnfunktion wahr.

Problematisch wird es jedoch, wenn uns die Schmerzen zu viel werden. Wie viel Schmerz ein Mensch ertragen kann ist sehr unterschiedlich. Auf jeden Fall sollte man versuchen, die Schmerzursache zu ergründen. Wenn es gelingt, die Schmerzursache auszuschalten, dann verschwinden die meisten Schmerzen von selbst.

Kopfschmerzen

Für Kopfschmerzen gibt es viele Ursachen. Tritt der Kopfschmerz halbseitig auf, nennt man ihn Migräne.

Häufige Ursachen für Kopfschmerzen sind
- Infektionskrankheiten z. B. ein grippaler Infekt
- Schlaganfall (TIA)
- Unfall mit Schlag auf den Kopf (= Gehirnerschütterung)
- Sonnenstich
- Übermüdung
- Ernährungsstörung (zu spät, zu viel, zu fett gegessen)
- Vergiftung (Alkohol, Nikotin, Schlafmittel, Schmerzmittel usw.)

Bei der Therapie muss man zwischen vorbeugenden Maßnahmen und der Behandlung einer aktuellen Kopfschmerzattacke unterscheiden.

Allgemein bei Kopfschmerzen zur Vorbeugung

SOLUNAT Nr. 14 Polypatik	2x 5–10 Tropfen tagsüber
SOLUNAT Nr. 4 Cerebretik	2x 5–10 Tropfen abends

Bei Magenschwäche zusätzlich

SOLUNAT Nr. 19 Stomachik I	5–10 Tropfen vor den Mahlzeiten

Bei Leberschwäche und Gallenproblemen zusätzlich

SOLUNAT Nr. 8 Hepatik	5–10 Tropfen nach den Mahlzeiten

Bei Herz- und Kreislaufschwäche zusätzlich

SOLUNAT Nr. 5 Cordiak	2–3x 5–10 Tropfen täglich

Bei zu niedrigem Blutdruck:

SOLUNAT Nr. 2 Aquavit	5 Tropfen vor den Mahlzeiten
SOLUNAT Nr. 17 Sanguisol	2– 3x täglich 2–5 Tropfen

Bei zu hohem Blutdruck:

SOLUNAT Nr. 5 Cordiak	2–3x 5 Tropfen morgens und vormittags
SOLUNAT Nr. 16 Renalin	vormittags 2x 10 Tropfen in Nierentee (z. B. Goldrutentee)
SOLUNAT Nr. 14 Polypatik	2–3x 5 Tropfen tagsüber

Chronische Kopfschmerzen haben häufig etwas mit dem Stoffwechsel zu tun. Daher ist eine Ausleitungsbehandlung (Seite 129) immer von Vorteil. Auf jeden Fall sollte man ausreichend Wasser trinken. Die Wassermenge ist ausreichend, wenn der Urin wasserhell ausgeschieden wird.

Da organische Säuren helfen, Stoffwechselprodukte auszuscheiden, ist es sehr sinnvoll, täglich 1 Zitrone aus zu pressen und den Saft mit Wasser verdünnt zu trinken.

Kopfschmerzen nach einem Unfall (Gehirnerschütterung)
lassen sich mit Schüssler'scher Biochemie erfolgreich beeinflussen.

- **Natrium sulfuricum D6** (Schüssler Mittel Nr. 10), 3x täglich 3–4 Tabletten regeln die Druckverhältnisse im Gehirn. Die Einnahme sollte 4–6 Wochen lang erfolgen.

Bei einer Kopfschmerzattacke

- kann man versuchen, mit **SOLUNAT Nr. 14 Polypatik**, alle 10 Minuten 5–10 Tropfen den Anfall abzufangen. Da Polypatik in dieser Dosierung stark beruhigend wirkt, sollte man keine Maschinen bedienen und auch kein Kraftfahrzeug führen.
- Hilfreich ist es auch, mit **SOLUNAT Nr. 28 Ätherische Essenz I** die Schläfen, Stirn und den Nacken einzureiben.

Auch ein heißes Fußbad kann die Gehirndurchblutung und damit die Kopfschmerzen beeinflussen.

Manchmal wird man jedoch um eine Kopfschmerztablette nicht herum kommen. Wichtig ist, dass man die hauptsächlichen Nebenwirkungen dieses Arzneimittels kennt. In der Regel werden entweder die Nieren, die Leber oder der Magen angegriffen. Bei seltener Einnahme ist dies nicht so entscheidend, weil der Körper Zeit hat, sich wieder zu regenerieren. Erfolgt die Einnahme jedoch öfter, z. B. 1x pro Woche, dann sollte man an Alternativen denken.

Neben der vorbeugenden Einnahme von Solunate haben auch die klassische Homöopathie und die Akupunktur bei Kopfschmerzen gute Erfolge aufzuweisen.

Nervenschmerzen – rheumatische Schmerzen

Die häufigsten Nervenschmerzen betreffen das Gesicht (Trigeminusneuralgie) und die Beine (Ischialgie).

Für die Behandlung kommen folgende Solunate in Frage:

SOLUNAT Nr. 14 Polypatik	2–3x täglich 5–10 Tropfen vormittags
SOLUNAT Nr. 6 Dyscrasin	2–3x täglich 5–10 Tropfen nachmittags
SOLUNAT Nr. 4 Cerebretik	10 Tropfen abends und vor dem Schlafen gehen
SOLUNAT Nr. 28 Ätherische Essenz I	mehrmals täglich die schmerzenden Stellen einreiben

Wichtig ist bei allen Nervenschmerzen (Neuralgien) die Einnahme von hochdosierten B-Vitaminen. Gelegentlich kann man eine Schmerztablette nicht vermeiden.

Holunder-Muttersaft (ungesüßt, aus dem Reformhaus) ist sehr wirkungsvoll. Man mischt ihn zu gleichen Teilen mit Portwein und trinkt 3x tgl. 1 Likörglas vor dem Essen.

Eine Neuralgie ist häufig mit einer alkalischen Harnreaktion verbunden. Daher lindert die Einnahme von Apfelessig oft die Nervenschmerzen. Man trinkt stündlich langsam schluckweise 1 Glas Wasser mit 1 Teelöffel Apfelessig darin.

Regelschmerzen

Viele Frauen haben bei der monatlichen Regel Schmerzen. Dabei handelt es sich häufig um hormonell ausgelöste Krämpfe des Uterus. In vielen Fällen verschwinden die Schmerzen, wenn die Regelblutung einsetzt. Wenn die Regelschmerzen zusätzlich mit Wassereinlagerungen, Ziehen in den Brüsten und Stimmungsschwankungen verbunden sind, dann spricht man vom „Prämenstruellen Syndrom" (PMS).

Die naturheilkundliche Therapie möchte der Regelblutung zum Durchbruch verhelfen. Damit hören dann meistens die Probleme auf.

Die Solunatherapie behandelt **PMS** wie folgt:

SOLUNAT Nr. 10 Matrigen I	2–3x täglich 5–10 Tropfen
SOLUNAT Nr. 4 Cerebretik	10 Tropfen abends und vor dem Schlafengehen

Bei **starken Periodenschmerzen** zusätzlich

SOLUNAT Nr. 14 Polypatik	2–3x 5–10 Tropfen, die Einnahme 2–3 Tage vor der erwarteten Regel beginnen

Bei **zu starker Regelblutung**
ist Nr. 10 Matrigen I durch Nr. 11 Matrigen II zu ersetzen. Der Therapieplan sieht dann wie folgt aus:

SOLUNAT Nr. 11 Matrigen II	2–3x täglich 5–10 Tropfen
SOLUNAT Nr. 21 Styptik	2–3x täglich 10–15 Tropfen
SOLUNAT Nr. 4 Cerebretik	10 Tropfen abends und vor dem Schlafengehen

Naturheilkundlich kann man eine **Wärmflasche** auf den Unterbauch auflegen und dazu ein Glas warmen **Rotwein** trinken. Auch Rosmarintee, einige Tage vor der erwarteten Regel, hilft der Regel zum Durchbruch. Man trinkt 1 Tasse abends langsam schluckweise.

Psychische Probleme

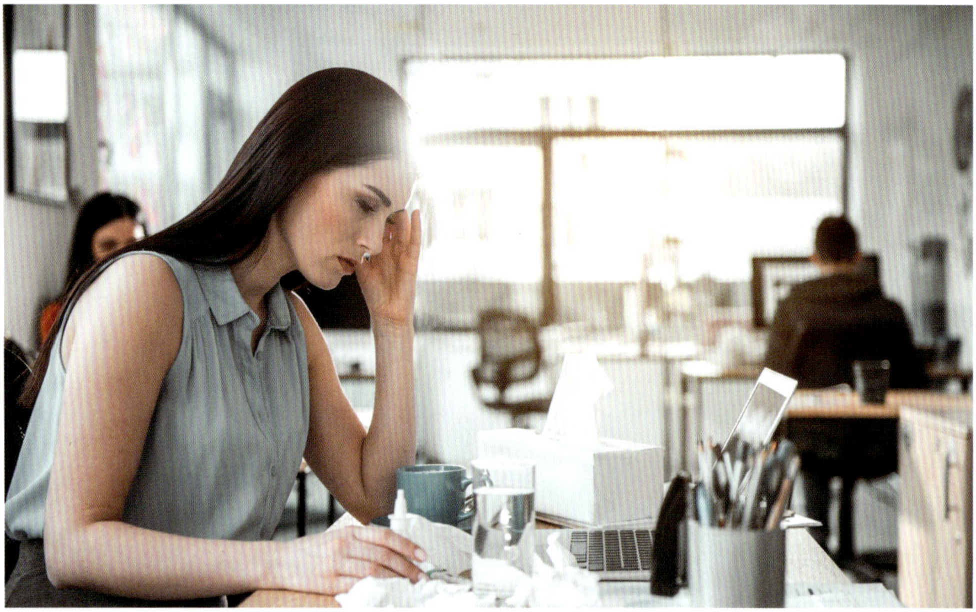

Angst und Unruhezustände

Unter **Angst** versteht man das unbestimmte Gefühl einer gegenwärtigen Bedrohung. Es gibt viele Ängste, z. B. Angst an hohen Orten, Angst beim Aufzugfahren, Angst in einer großen Menschenmenge usw. Der Mensch möchte sich seiner Angst in der Regel durch Flucht entziehen. Dies geht jedoch nicht immer.

Dem steht die **Furcht** gegenüber. Unter Furcht versteht man die begründete Befürchtung vor oder in einer realen Situation. Wenn jemand von einem Hund angebellt wird und er befürchtet, dass er gebissen werden könnte, dann ist diese Furcht durchaus real und nachvollziehbar. Furcht hat somit nur einen bedingten Krankheitswert.

Wenn jemand unter einer krankhaften Angst leidet, also eine Phobie oder Angststörung entwickelt, dann kann man mit **SOLUNAT Nr. 14 Polypatik**, mehrmals täglich 10 Tropfen, diese Angst lindern.

Damit nachts das Gehirn besser zur Ruhe kommt, sollte man zusätzlich **SOLUNAT Nr. 4 Cerebretik**, je 10 Tropfen abends und vor der Nachtruhe, hinzufügen.

Außerdem ist auf eine ausreichende und vitaminreiche Vollwerternährung zu achten.

Es ist auch sehr gut, wenn man mit einer Vertrauensperson über seine Ängste sprechen kann. Durch Reden mit guten Freunden wird vieles leichter.

Wenn man niemand hat, mit dem man sprechen kann, dann kann man sich auch an die Telefonseelsorge wenden.

Telefonnummer der Telefonseelsorge 0800–111 0 111 oder 0800–111 0 222

Keine Angst, man wird hier nicht katholisch oder evangelisch gemacht. Hier arbeiten Menschen, die für Krisensituationen geschult wurden und zuhören. Manchmal will man gar nicht mehr, als einfach nur mit einem Menschen reden, der zuhört, ohne Vorwürfe zu machen und ohne zu verurteilen.

Schlafstörungen

Ein gesunder Schlaf ist ein sehr wichtiger Bestandteil unseres Lebens.

Auf die Fragen
- Wann soll man aufstehen?
- Wann soll man ins Bett gehen?
- Wie viel Schlaf braucht man, um gesund zu bleiben?

gibt es keine allgemeingültige Antwort.

Man unterscheidet Einschlafstörungen von Durchschlafstörungen. Eine andere Art von Schlafstörung liegt vor, wenn jemand rechtzeitig ins Bett geht, die ganze Nacht schläft, aber morgens trotzdem nicht aus dem Bett kommt oder wenn jemand grundsätzlich tagsüber müde ist und erst am Abend frisch und munter wird.

Schlafstörungen können wir besser verstehen, wenn wir unser Nervensystem betrachten.

Es gibt Nerven, die uns Schmerzen signalisieren und andere, die unsere Muskeln betätigen. Dieses System unterliegt weitgehend unserem Willen.

Und dann gibt es ein weiteres Nervensystem, das nicht unserem Willen unterliegt. Man nennt es das „vegetative Nervensystem". Seine Hauptbestandteile sind der Sympathikus und sein Gegenspieler, der Parasympathikus mit seinem Hauptnerv, dem Vagusnerv. Das vegetative Nervensystem steuert z. B. die Arbeit der Verdauungsorgane, den Herzrhythmus und unseren Schlaf.

Wenn nun die Balance zwischen Parasympathikus und Sympathikus gestört ist, dann können sich Schlafstörungen, chronische Müdigkeit, mangelnde Lebensfreude, erhöhte Infektanfälligkeit und andere Krankheiten einstellen.

Diese Zusammenhänge werden im Abschnitt „Basistherapien – Rhythmisierung" (ab Seite 127) genauer betrachtet.

Das Jetlag-Syndrom

Wenn uns eine Flugreise innerhalb weniger Stunden in eine andere Zeitzone bringt, dann kommt nicht jeder gleich gut mit der längeren Nacht oder dem längeren Tag klar. Viele leiden unter deutlichen Ein- und Durchschlafstörungen, Müdigkeit, Schwindelgefühl und Stimmungsschwankungen.

Die Solunatherapie bietet eine gute Möglichkeit der Vorbeugung und der Behandlung.

SOLUNAT Nr. 2 Aquavit	morgens und vormittags 10–15 Tropfen
SOLUNAT Nr. 4 Cerebretik	abends und vor dem Schlafen gehen 10 Tropfen

Die Tropfen werden bereits 2 Tage vor dem Abflug eingenommen. Am Zielort nimmt man sie noch für weitere 2–3 Tage ein, bis sich der Schlaf-Wach-Rhythmus wieder stabilisiert hat.

Die Lufthansa gibt für Flugreisende folgende bewährte Tipps:

Während des Fluges
Stellen Sie bereits im Flugzeug Ihre Uhr auf die Uhrzeit des Ziellandes um, damit Sie sich geistig an den neuen Zeitrhythmus gewöhnen können.

Nach der Ankunft
- Versuchen Sie am Tagesrhythmus des Zielortes teilzunehmen, d. h. essen Sie zu den Zeiten des Gastlandes und gehen Sie erst ins Bett, wenn die Sonne untergeht.
- Versuchen Sie, in der ersten Nacht nach der Ankunft ausreichend zu schlafen.
- Vermeiden Sie möglichst anstrengende Aktivitäten an den ersten zwei Tagen nach der Landung, damit Ihr Körper Zeit hat, sich an den neuen Zeitrhythmus zu gewöhnen.
- Vermeiden Sie die Einnahme von Schlafmitteln, denn diese bringen den Organismus zusätzlich durcheinander.
- Verbringen Sie soviel Zeit wie möglich im Freien, denn das Tageslicht trägt dazu bei, dass sich der Körper schneller an die neue Umgebung anpasst.

Reisekrankheit und Flugangst

Ein ganz anderes Problem ist die Reisekrankheit (Nausea). Darunter leiden viele Menschen. Die Ursache ist eine Irritation des Gleichgewichtsorgans.

In der Apotheke gibt es verschiedene Medikamente gegen diese Symptomatik. Oft werden Präparate mit dem Wirkstoff Dimenhydrinat (Handelsnamen z.B. Vomex A) eingesetzt. Diese Mittel sind sehr wirksam, haben jedoch Nebenwirkungen z.B. Müdigkeit.

Die folgenden Ratschläge beziehen sich auf eine Autofahrt. Schließlich möchte man gerne mit einem möglichst sauberen Auto am Urlaubsort ankommen.

- Fahren Sie nachts, dann wird das Gleichgewichtsorgan weniger irritiert, da weniger Sinneseindrücke zu verarbeiten sind.
- Planen Sie Pausen ein, die tun Ihnen selbst auch gut. Wichtig ist viel Bewegung.
- Während der Fahrt kann Lesen die Übelkeit verschlimmern. Hörspiele dagegen sind gut. Auch in die Ferne schauen hilft.
- Eine „Brechtüte" sollte zur der Hand sein. Ein kleiner Plastikeimer mit Müllbeuteln und Küchenrolle ist gut geeignet.
- Zum Mund ausspülen „danach" sollte eine Wasserflasche an Bord sein.
- Wichtig ist es, nicht mit dem Betroffenen zu schimpfen, es kann nämlich nichts dafür.

Naturheilkundliche Therapie

SEA-Band
SEA-Band ein Gummiband, das man am Handgelenk trägt. Es drückt mit einem Knopf auf den Akupunkturpunkt PC 6, Neiguan.

SEA-Band ist ein bewährtes Hilfsmittel gegen See- und Reisekrankheit und Flugangst. Man erhält es in Geschäften für Seglerzubehör.

Pfefferminze und Ingwer gegen Reiseübelkeit
Einige Heilpflanzen sind sehr wirkungsvoll.

- Die Pfefferminze ist als Tee oder als ätherisches Öl bewährt. Bekannt ist das JHP-Öl® von Rödler. Es kann eingenommen oder eingerieben werden.
- Erwachsene und größere Kinder können vor Antritt der Reise ein Stück Ingwerwurzel kauen.
- Als Tee ist Ingwer geschmacksfreundlicher. Man schneidet ca. 5 cm der Wurzel in kleine Stücke und lässt sie 15 Minuten lang in einem halben Liter Wasser köcheln.

- In der Apotheke gibt es Ingwerkapsel. ZINTONA® wird aus pulverisiertem Ingwerwurzeln hergestellt. Es ist ein idealer Begleiter auf Reisen, wenn Reiseübelkeit das Problem ist.

Solunatherapie

- **Solunat Nr. 5 Cordiak**, mehrmals täglich 5–10 Tropfen stabilisiert Herz- und Kreislauf
- **Solunat Nr. 4 Cerebretik**, mehrmals täglich 5–10 Tropfen beruhigt die Psyche, den Magen und das Gleichgewichtsorgan
- **Solunat Nr. 8 Hepatik**, nach dem Essen 5–10 Tropfen fördert die Verdauung und entlastet den Magen

Falls die Angst sich zur Panik steigern sollte, gibt es gute Erfahrungen mit

- **Solunat Nr. 14 Polypatik**, mehrmals 5–10 Tropfen beruhigen und helfen dem Patienten seine Panikgefühle unter Kontrolle zu bringen

Hautprobleme

Die Haut ist für viele Menschen eine Problemzone. Sowohl die hormonelle als auch die psychische Situation eines Menschen spiegelt sich oft an der Haut. Dies ist auch der Grund, warum pubertierende Teenager oft Hautprobleme haben.

Die Kosmetikindustrie und die Medizin bieten manchmal schnelle Lösungen an. Mit Puder und Farbe die Hautunreinheiten zuzukleistern, ist noch die harmlosere Variante.

Aber wie bei anderen Krankheiten auch, hilft es wenig, wenn man nur die örtlichen Erscheinungen verbirgt. Eine gute Behandlung muss mehr leisten, sie muss den Menschen von innen heraus heilen.

Unreine Haut und Akne

Akne ist eine Krankheit, mit der fast jeder Jugendliche in der ein oder anderen Form zu kämpfen hat. Doch warum entstehen plötzlich diese schmerzhaften Pickel?

Unsere Haarwurzeln stecken in den Haarfollikeln. Darum herum sind Drüsen angeordnet, die Talg produzieren, um Haare und Haut geschmeidig zu halten.

In der Kindheit sind diese Drüsen noch winzig klein. Mit der Pubertät verändert sich der Hormonhaushalt. Bei Mädchen und Jungen beginnt die Produktion der Sexualhormone. In der Haut regen die männlichen Hormone unter anderem die Talgproduktion an.

Wenn sich nun die Ausgänge der Talgdrüsen verstopfen, weil der Talg nicht so schnell abfließen kann und gleichzeitig Hautschuppen den Ausgang verstopfen, dann entstehen Pickel und Mitesser.

Bei Frauen entstehen diese Pickel manchmal auch vor der Menstruation oder während der Schwangerschaft.

Die nachstehende modifizierte Entgiftungskur kann jährlich im Frühjahr und im Herbst für 4–6 Wochen durchgeführt werden, wenn Hautprobleme bestehen.

SOLUNAT Nr. 6 Dyscrasin	2–3x täglich 5–10 Tropfen, entgiftet die Haut und ist entzündungswidrig
SOLUNAT Nr. 9 Lymphatik	2–3x täglich 5–10 Tropfen, verbessert die Hautatmung und den Abtransport von Giftstoffen
SOLUNAT Nr. 18 Splenetik	2–3x täglich 5–10 Tropfen, regt das Immunsystem an, löst Verhärtungen auf
SOLUNAT Nr. 16 Renalin	2–3x täglich 5–10 Tropfen, enthält Kupfer und fördert die Giftausscheidung

Äußerlich kann die Behandlung unterstützt werden durch

LUNASOL Kinderbalsam	beruhigt, kühlt und reguliert die Haut, beruhigt Juckreiz
LUNASOL Rosenblütenwasser	zur Hautreinigung und Beruhigung entzündeter Haut

Haut und Schönheit

Wenn ein Mensch gesund und in sich harmonisch ist, dann strahlt er Schönheit aus, denn

„Wahre Schönheit kommt von innen".

Die **nachstehend aufgeführten** Hautirritationen **sind relativ häufig**. Mit Solunaten und anderen naturheilkundlichen Präparaten lässt sich in der Regel eine deutliche Verbesserung erzielen. Da diese Problematik oft sehr stark psychisch überlagert ist, kann eine Psychotherapie die medikamentöse Behandlung oft gut unterstützen.

Hautentzündung

Wenn eine Hautentzündung auftritt, ist es wichtig, möglichst die Ursache festzustellen. Das ist oft schwierig. In vielen Fällen liegt eine Unverträglichkeit vor z. B.

- auf ein Putz- und Reinigungsmittel
- auf ein Körperpflegemittel (Seife, Schampoo)
- auf ein Kunstfasergewebe

Das unverträgliche Produkt ist möglichst zu meiden.

Folgender Therapieplan ist bewährt:

SOLUNAT Nr. 2 Aquavit	morgens 5 Tropfen auf Wasser
SOLUNAT Nr. 3 Azinat	tagsüber 2–4x täglich 5 Tropfen auf Wasser
SOLUNAT Nr. 9 Lymphatik	nachmittags 5–10 Tropfen auf Wasser
SOLUNAT Nr. 4 Cerebretik	abends 5 Tropfen auf Wasser
bei Juckreiz	betroffene Hautstellen mit Johanniskrautöl oder Kinderbalsam beruhigen.

Cellulite

Cellulite (Orangenhaut) ist ein Strukturverlust des Haut- und des Unterhautfettgewebes. Neben der vorstehend beschrieben jährlichen Entgiftungskur, ist folgendes Therapieplan bewährt:

SOLUNAT Nr. 2 Aquavit	morgens 5 Tropfen auf Wasser
SOLUNAT Nr. 9 Lymphatik	nachmittags 5–10 Tropfen auf Wasser
Silcea D12 Tabletten (Schüssler)	tagsüber 4x 2 Tabletten lutschen
Siliceacreme (Schüssler)	zur täglichen Pflege der betroffenen Hautstellen

Müde Augen

Müde oder verquollene Augen können beobachtet werden, wenn man einmal eine ganze Nacht durcharbeitet oder gefeiert hat. In den meisten Fällen wurde zu wenig getrunken, da der Schlaf mit Kaffee unterdrückt wurde. Also ist ausreichend Wasser trinken am Morgen danach eine causale Therapie. Mit Solunaten kann man den Regenerationsprozess unterstützen.

SOLUNAT Nr. 12 Ophtalmik	morgens 5–10 Tropfen auf Wasser
SOLUNAT Nr. 8 Hepatik	nach den Hauptmahlzeiten 5–10 Tropfen auf Wasser
SOLUNAT Nr. 9 Lympatik	nachmittags 5–10 Tropfen auf Wasser
SOLUNAT Nr. 12 Ophtalmik	abends 20–30 Tropfen auf ca. 100 ml Euphrasia-Tee

Zur Förderung des Schlafs

Eine schöne und gute Haut kann sich nur bilden, wenn die erforderliche Nachtruhe eingehalten werden kann. Da Schlafstörungen heute sehr verbreitet sind, kann man mit dem nachstehend aufgeführte Therapieplan die Schlafbereitschaft fördern.

SOLUNAT Nr. 2 Aquavit	morgens 5 Tropfen auf Wasser
SOLUNAT Nr. 8 Hepatik	nach den Hauptmahlzeiten 5–10 Tropfen auf Wasser
SOLUNAT Nr. 4 Cerebretik	vor dem Schlafengehen mehrmals 5–10 Tropfen auf Wasser

Sonnenbrand

Bei einem Sonnenbrand handelt es sich um eine Verbrennung, die durch ultraviolette Strahlung hervorgerufen wurde. Typische Symptome sind eine gerötete und schmerzende, teilweise auch juckende Haut. Bei schweren Verbrennungen können sich Blasen bilden.

Das Tückische an einem Sonnenbrand ist, dass sich die Beschwerden nicht sofort bemerkbar machen. Häufig treten die ersten Symptome erst zwischen vier und acht Stunden nach dem Sonnenbad auf. Am schlimmsten sind sie in der Regel zwölf bis 36 Stunden danach.

Die Solunatherapie bietet folgende Möglichkeiten:

SOLUNAT Nr. 3 Azinat	mehrmals täglich 5–10 Tropfen, regulieren das Immunsystem
SOLUNAT Nr. 9 Lymphatik	mehrmals täglich 5–10 Tropfen, regeln den Flüssigkeitshaushalt der Haut
SOLUNAT Nr. 6 Dyscrasin	mehrmals täglich 5–10 Tropfen, fördern den Abtransport von Giftstoffen aus der Haut

Äußerlich kann **LUNASOL Kinderbalsam** angewendet werden. Er beruhigt, kühlt und reguliert die Haut.

Was kann man bei einem Sonnenbrand sonst noch tun?

- Die Haut sollte ausreichend gekühlt werden. Dadurch wird der Schmerz gelindert und die Entzündung gehemmt. Legen Sie Leinentücher auf, die Sie mit kaltem Wasser befeuchtet haben.
- Nehmen Sie ausreichend Flüssigkeit–am besten Wasser–zu sich, da der Haut durch den Sonnenbrand viel Flüssigkeit entzogen wird.
- Ein beliebtes Hausmittel gegen Sonnenbrand sind Kompressen mit Quark oder Joghurt. Durch ihre leichte Kühle lindern sie die Schmerzen.
- In den Mittelmeerländern macht man Umschläge mit reinem Olivenöl. Wichtig ist, dass das Olivenöl einen geringen Säuregehalt[33] hat, sonst brennt es auf der entzündeten Haut.
- Haben Sie sich verbrannt, sollten Sie die Sonne in den nächsten Tagen unbedingt meiden. Mitunter kann es eine Woche oder länger dauern, bis ein Sonnenbrand ausreichend abgeklungen ist.

33 Der Säuregrad nativen Olivenöls sollte 0,8 % nicht überschreiten

Sportverletzungen

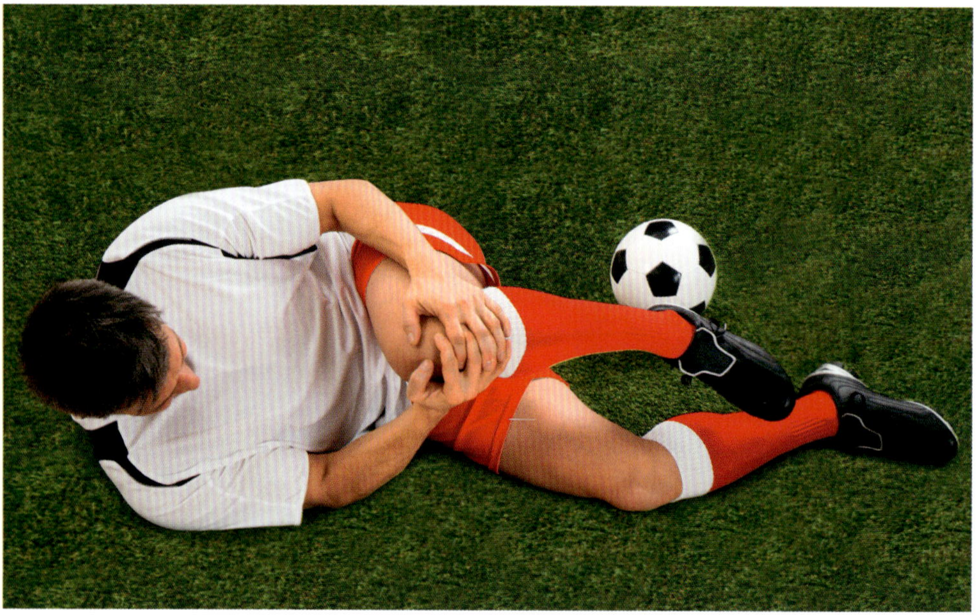

Die einen sagen „Sport ist gesund“, die anderen sagen „Sport ist Mord!“ Die Wahrheit liegt wohl irgendwo in der Mitte.

Das Verletzungsrisiko hängt sehr stark von der Sportart und von der Kondition des Sportlers ab. Dabei liegt die Wahrscheinlichkeit einer Verletzung nicht so sehr bei den Kampfsportarten Judo, Karate, Taek Won Do usw., weil bei diesen Sportarten sehr auf Disziplin und Selbstbeherrschung geachtet wird. Viel gefährlicher sind Mannschaftssportarten mit direktem Kontakt zum Gegner wie z. B. Fußball, Handball usw.. Hier kann man sich schnell verletzen.

Aber auch bei anderen Sportarten kann etwas passieren. Man kann ausrutschen und sich verletzen oder die Gelenke zu sehr beanspruchen.

Wenn man Sport betreiben will, dann ist es am sichersten, wenn man das in einem Sportverein unternimmt. Wenn wirklich einmal etwas passiert, dann ist man nicht alleine und außerdem ist man über den Verein gegen Sportunfälle in der Regel versichert.

Was in die Erste-Hilfe-Tasche gehört

Folgende Dinge sollten in der Trainertasche sein:

- Hautdesinfektionsmittel (z. B. Octenisept, Betaisodona etc.)
- Händedesinfektionsmittel (wenn kein Wasseranschluss zum Hände waschen in der Nähe ist)
- Sterile Zellstoff-Mull-Kompressen (10x10 cm, einzeln verpackt), um eine Wunde abdecken zu können
- Einige Dreieckstücher, um Verbandstoffe zu befestigen
- Elastische Binden, 6 cm und 10 cm Breite
- Leukosilk, 4 cm breit
- Fertige Pflasterstreifen (verschiedene Größen) für kleine Verletzungen
- LUNASOL Sportsalbe (2 Packungen) für Salbenverband und zum Massieren
- Arnikatabletten, D 6 oder D12
- Coolpacks, die beim Abknicken Kälte entwickeln
- Rettungsfolie, 2 Stück
- Splitterpinzette (nach Feilchenfeld) zur Entfernung von Fremdkörpern
- Verbandpinzette (anatomisch)
- Kleiderschere, Typ Bundeswehr
- 2 Paar Einweghandschuhe

Die preisgünstigste Möglichkeit, sich Verbandsmittel zu beschaffen, ist ein Autoverbandskasten. Kaufen Sie einen Autoverbandskasten, dann haben Sie mehr Verbandsmittel, als Sie auf dem Sportplatz jemals brauchen werden und das zudem sehr preiswert.

Beachten Sie, dass Verbandsmittel in der Regel alle 2 Jahre ausgetauscht werden müssen, da die Sterilität verloren geht.

Wie Sportverletzungen versorgt werden

Sportverletzungen[34] sind nicht immer banal. Eine fachkundige Erste Hilfe ist daher sehr wichtig.

Grundsätzlich gilt:

- Ruhe bewahren und die verletzte Person beruhigen, selbst wenn die Wunde stark bluten sollte.

34 Quellen: Dr. Müller Wohlfahrt und Montag, Faltblatt des Deutschen-Turner-Bundes e.V. und die Infoseite https://www.hansaplast.de/soforthilfe/sport-und-bewegung/sportverletzungen (Stand 2018-09-15)

- es sich um eine menschliche oder tierische Bisswunde handelt,
- sich die Wunde im Gesicht befindet,
- sie unsicher sind oder Zweifel haben, wie schwerwiegend die Verletzung ist.

Verletzungen des Bewegungsapparates

Hierunter verstehen wir
- Prellungen und Blutergüsse,
- Zerrungen,
- Gelenkverletzungen (Verrenkungen, Verstauchungen),
- Risse von Bändern und Muskelfasern sowie
- Knochenbrüche.

Wir haben auf dem Sportplatz kein Röntgengerät, müssen aber trotzdem zu einer Verdachtsdiagnose kommen. Hier müssen wir uns auf unsere 5 Sinne und auf unseren gesunden Menschenverstand verlassen.

Die wesentliche Fragestellung unserer Diagnose ist: Muss der Patient in ein Krankenhaus oder kommen wir selbst mit der Verletzung klar?

Wenn jemand am Boden liegt, dann dürfen wir ihn auf keinen Fall mit Gewalt auf die Beine stellen. Er darf sich an uns festhalten, aber wenn er nicht alleine hoch kommt, dann wird er weggetragen. Wir decken ihn dann mit Rettungsfolie ab und unterlegen ihm zur Bodenisolation Zeitungen.

Als erstes müssen wir die verletzte Gliedmaße genau betrachten. Hierzu ist es unbedingt erforderlich, dass wir mit der gesunden Seite vergleichen. Es müssen also beide Beine bzw. beide Arme entkleidet werden.

Ist die schmerzende Gliedmaße deutlich dicker, dann könnte eine Einblutung in den Muskel vorliegen.

Weist die verletzte Gliedmaße eine Fehlstellung auf, könnte das auf einen Knochenbruch oder eine Verrenkung hinweisen.

Da jede Bewegung immer von einem Muskelpaar, dem Beuger und dem Strecker durchgeführt wird, führt die Verletzung eines Muskels in der Regel zu einer Schiefstellung der Gliedmaße. Achten wir darauf.

Die PECH-Regel

Die PECH-Regel ist eine Merkhilfe. Sie erinnert uns an die richtige Erstversorgung von Verletzungen des Bewegungsapparats.

P Pause	Das verletzte Gelenk wird ruhig gestellt und nicht weiter belastet, wenn dies möglich ist.
E Eis	Das verletzte Gelenk muss möglichst bald gekühlt werden. Geben Sie nie Eiswürfel direkt aus der Tiefkühltruhe auf die Haut. Schwere Erfrierungen können die Folge sein. Zweckmäßig gibt man Eiswürfel in einen kleinen Eimer mit Wasser und macht mit diesem Eiswasser Umschläge um das verletzte Gelenk. Keine Plastikfolie verwenden, das Wasser muss verdunsten können. Einen warm gewordenen Verband immer wieder wechseln. Im Übrigen soll der Patient die Prozedur angenehm finden. **Nach der akuten Phase** ist Kälte in der Regel nicht mehr angebracht. Wärme und die Lunasol Arnikablüten-Öltinktur fördern nun die Durchblutung und verbessert die Resorption von Hämatomen und Ödemen.
C Compression	Die Kompression soll des Einbluten in das Gewebe und damit Schwellungen verhindern. Wenn man keinen Kompressionsverband machen kann, sollte einstweilen der Schuh anbehalten werden. Er stellt eine provisorische Kompression dar. Das Eiswasser kann man auch in den Schuh einfließen lassen. Nach der Kompression soll des verletzte Gelenk mit einem funktionellen Tapeverband (Leukotape) versorgt werden. Hierzu kann man auch normales Leukoplast verwenden.
H Hochlagern	Das Hochlagern nimmt den Druck aus dem verletzten Gebiet. Die Schmerzen werden wesentlich gelindert.

Das subunguale Hämatom

Ein „blauer Nagel" ist eine relativ häufige Unfallfolge. Es ist immer wieder erstaunlich, wie schnell die Schmerzen nachlassen, wenn der Nagel aufgebohrt wird. In jeder chirurgischen Praxis wird das innerhalb weniger Minuten schmerzlos erledigt.

Wenn der Nagel nicht aufgebohrt wird, dann geht sehr häufig der Nagel vollständig ab, weil er durch die Blutung aus dem Bett gehoben wird. Im Übrigen liegt bei ca. 20 % dieser Verletzungen eine Fraktur der darunter liegenden Knochen vor. Deshalb ist eine Röntgenaufnahme hier kein Luxus.

Unterstützende medikamentöse Behandlung bei Sportverletzungen

Bei jeder stumpfen Verletzung,
also Prellung, Verstauchung, Verrenkung usw. gibt man zunächst Arnika D12 (stündlich 1–2 Tabletten), dann bei Zerrungen und Verrenkungen eventuell am nächsten Tag Rhus toxicodendron C30 (2–3x täglich 2–3 Globuli). Äußerlich wird die LUNASOL Sportsalbe vorsichtig einmassiert. Nachts kann man mit der LUNASOL Sportsalbe einen Salbenverband machen. Zur manuellen Therapie sind die Arnikablüten-Öltinktur und das Johanniskrautöl sehr gut geeignet.

Bei blutenden Wunden oder Blutergüssen
gibt man stündlich SOLUNAT Nr. 21 Styptik zur Blutstillung

Droht eine Bewusstlosigkeit
gibt man SOLUNAT Nr. 5 Cordiak zur Kreislaufstützung. Außerdem legt man den Patienten hin und lagert den Kopf tief und die Beine hoch. Dadurch kommt mehr Blut und damit auch mehr Sauerstoff ins Gehirn und man kann in vielen Fällen eine Bewusstlosigkeit vermeiden.

Ist der Patient sehr unruhig und ängstlich oder hat er starke Schmerzen
dann kann man SOLUNAT Nr. 14 Polypatik zur Beruhigung geben.

Bei nicht blutenden Verletzungen
wird eine leichte Streichmassage mit der LUNASOL Sportsalbe oft sehr angenehm empfunden.

Im Übrigen gilt die Regel:

*Die Behandlung ist richtig, wenn sie der Patient angenehm empfindet.
Nur der Patient und nicht ein Lehrbuch oder irgendeine Leitlinie entscheiden über richtig oder falsch.*

Aufbautherapie im Alter und nach schweren Erkrankungen

Die Aufbautherapie kann die Erholungsphase nach schweren Erkrankungen wirkungsvoll unterstützen.

Man führt diese Therapie durch, bis der Patient die Therapie nicht mehr benötigt. Er benötigt sie nicht mehr, wenn er die Einnahme der Solunate vergisst.

Alte Menschen können die Aufbautherapie routinemäßig im Frühjahr und im Herbst für 4–8 Wochen durchführen.

Die Aufbautherapie baut sich auf Gold- und Silberpräparate auf. Sie wird bei Bedarf durch andere Solunate ergänzt.

Das Grundrezept ist

SOLUNAT Nr. 17 Sanguisol	morgens 10 Tropfen (Gold)
SOLUNAT Nr. 2 Aquavit	vormittags 5 Tropfen (Gold)
SOLUNAT Nr. 3 Azinat	am späten Vormittag 10 Tropfen zur Anregung des Immunsystems
SOLUNAT Nr. 4 Cerebretik	abends und zur Nacht jeweils 10 Tropfen (Silber)

Folgende Ergänzungen sind oft sinnvoll:

SOLUNAT Nr. 5 Cordiak	bei Herzproblemen
SOLUNAT Nr. 8 Hepatik	bei Leberschwäche und Erkrankungen der Gallenblase
SOLUNAT Nr. 9 Lymphatik	bei Ödem und überlastetem Bindegewebe
SOLUNAT Nr. 15 Pulmonik	bei Schwäche der Atmungsorgane
SOLUNAT Nr. 16 Renalin	bei Schwäche der Urogenitalorgane
SOLUNAT Nr. 19 Stomachik I	bei Magen- und Verdauungsschwäche

Übrigens
Die Hebammen reichten früher den Frauen nach der Entbindung für einige Tage Hühnersuppe. Das Rezept finden Sie auf Seite 75.

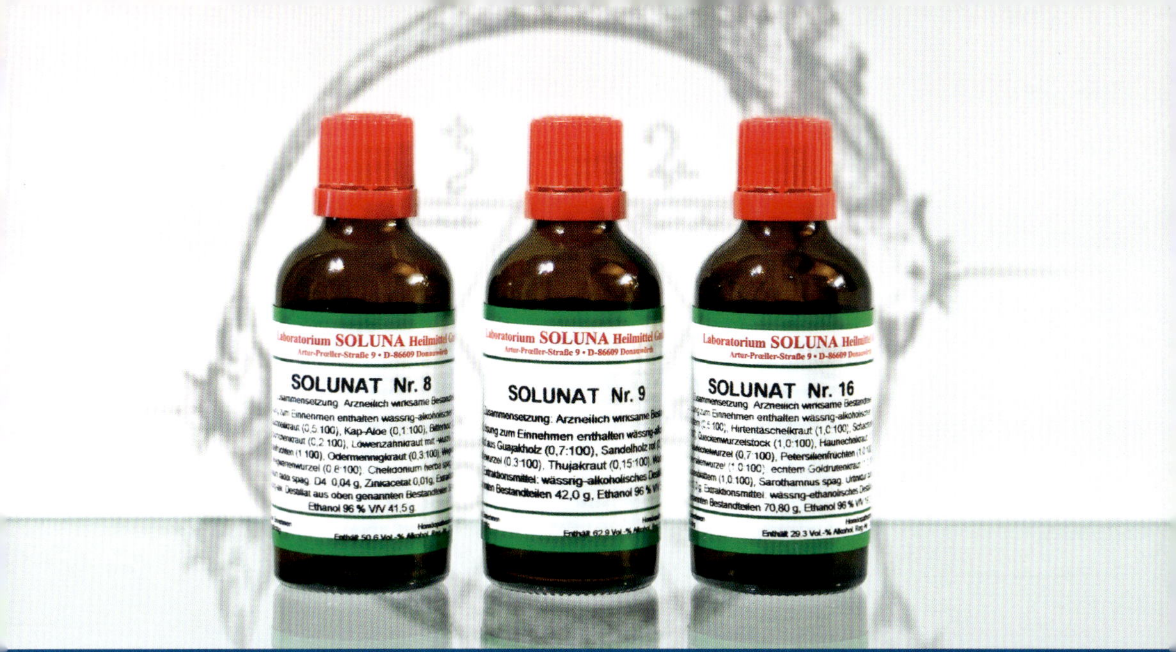

Basistherapien mit den Solunaten

Die Ausleitungstherapie

Die physiologische Funktion des Bindegewebes

Das Bindegewebe vermittelt den Stoffaustausch zwischen den Blutgefäßen und den Zellen.

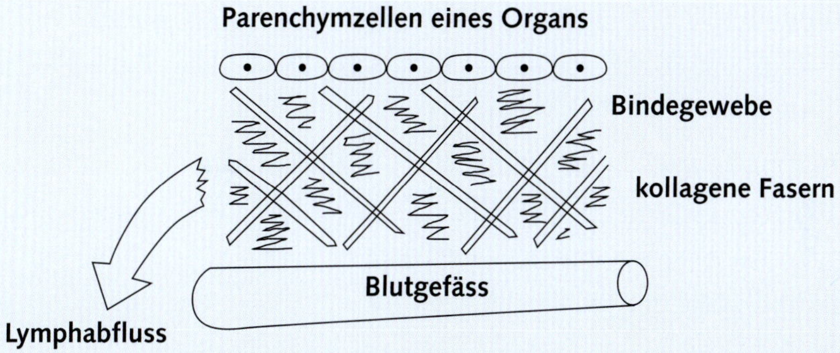

Das Bindegewebe – Vermittler zwischen Blutgefäßen und Organen

Die Zellen der Organe und Muskeln sind an die Blutversorgung und an die Nervensteuerung nicht direkt angeschlossen. Alle diese Funktionen stehen den Zellen nur indirekt zur Verfügung. Die Vermittlungsfunktion zwischen dem Gefäßsystem, dem Nervensystem und den Organen nimmt das interstitielle Bindegewebe oder die „Matrix" wahr, die aus kollagenen Fasern besteht. Alle Substanzen, die von der Zelle zum Blutgefäßsystem wandern und umgekehrt, müssen die Transitstrecke „Bindegewebe" passieren.

Auf diese Weise kommt es im Bindegewebe zur Ablagerung von Stoffwechselprodukten. Als Stoffwechselschlacken bezeichnen wir Stoffe, welche von den Zellen ausgeschieden, von den Gefäßen[36] aber nicht aufgenommen und damit nicht abtransportiert werden.

Dies erklärt auch die oft augenblickliche Wirkung von Ausleitungsverfahren.

Die alten Heiler sagten:

> *„Wenn der Körper irgendwo einen Schmerz erzeugt, dann will er uns zeigen, wo er Giftstoffe ausleeren will."*

36 Gefäße sind Blut- und Lymphgefäße

Tatsächlich kann durch blutiges Schröpfen an der Stelle des Schmerzmaximums in vielen Fällen eine spontane Erleichterung, ja oft sogar das sofortige Ende einer Schmerzsituation herbeigeführt werden.

Das chronisch überlastete Bindegewebe

Im interstitiellen Raum sind bei einem Erwachsenen ca. 16–18 Liter Flüssigkeit vorhanden. Diese Flüssigkeit wird in den Lymphknoten gefiltert und über das Lymphsystem wieder dem Blutkreislauf zugeführt. Durch die heute überall anzutreffenden Umweltgifte und durch eine unterdrückende medizinische Behandlung ist das Bindegewebe jedoch zur überlasteten Giftmülldeponie geworden.

Folgende Symptomatik weist auf ein überlastetes Bindegewebe hin:

- Fettleibigkeit und Übergewicht
- Hautprobleme wie z. B. Akne, Ekzeme
- starkes Schwitzen, auch Hitzewallungen im Klimakterium
- Lymphatische Diathese
- Allergien
- Anamnestisch bekannte Anwendung von starken Medikamenten wie z. B. Chemotherapie bei der Behandlung von Tumorleiden, häufige Antibiotikaanwendung, längerfristige systemische Antimykotikaanwendung

Natürlich sind die Erbanlagen von Bedeutung, jedoch schädigen uns wahrscheinlich langjähriger Stress, Rauchen und eine chronische Fehlernährung mehr.

Die Solunate für das chronisch überlastete Bindegewebe sind vor allem **SOLUNAT Nr. 9 Lymphatik** und **SOLUNAT Nr. 6 Dyscrasin**. **SOLUNAT Nr. 9 Lymphatik** hat seinen Schwerpunkt im Bereich der lymphatischen Organe, **SOLUNAT Nr. 6 Dyskrasin** vor allem im Bereich der Haut.

Die Soluna Ausleitungstherapie

Die Ausleitungstherapie wird immer dann eingesetzt, wenn begründeter Verdacht auf ein verschlacktes Bindegewebe besteht. Viele erfolgreiche Behandler beginnen jedoch jede Therapie mit einer Ausleitung, da erfahrungsgemäß die Folgetherapien dann schneller und besser greifen.

Eine Ausleitungstherapie bewirkt im Körper folgendes:

1. Durch Lymphmittel werden die im Bindegewebe abgelagerten Stoffwechselgifte wieder in Lösung gebracht, damit sie durch das **Blut** und die **Lymphe** abtransportiert werden können.
2. Die Stoffwechselgifte werden in der **Leber** nierengängig gemacht. Nierengängig werden Stoffe, wenn sie in der Leber an Glucuronsäure gebunden werden. Daher muss bei einer Ausleitungsbehandlung immer die Leber mit einbezogen werden.
3. Die Giftausscheidung erfolgt in der Regel über die **Niere**. Es muss also einerseits die Niere angeregt werden, andererseits muss aber auch ausreichend Flüssigkeit zur Verfügung stehen. Viel Wasser trinken ist daher genau so wichtig wie die Einnahme von Nierenmitteln.

Die Soluna-Ausleitungstherapie ist auf dem Lymphmittel SOLUNAT Nr. 9 Lymphatik, dem Lebermittel SOLUNAT Nr. 8 Hepatik und dem Nierenmittel SOLUNAT Nr. 16 Renalin aufgebaut.

Folgende Dosierung wird empfohlen:

Einnahmezeit	SOLUNAT	Dosierung[37]
morgens	Nr. 9 Lymphatik	10–15 Tropfen
mittags	Nr. 16 Renalin	10–15 Tropfen
abends	Nr. 8 Hepatik	10–15 Tropfen

Wenn der Patient sehr geschwächt ist z. B. nach einer konsumierenden Krankheit, einer Tumorerkrankung oder einer Chemotherapie, dann kann diese Therapie mit Gold und Silber ergänzt werden.

37 Der Behandler muss die Dosierung immer individuell seinem Patienten anpassen. Daher sind die hier gegebenen Empfehlungen lediglich Richtwerte. (Dosierung siehe Seite 20)

Daraus ergibt sich dann folgender erweiterter Therapieplan:

Einnahmezeit	SOLUNAT	Dosierung
morgens	Nr. 2 Aquavit	5 Tropfen
vormittags	Nr. 9 Lymphatik	15 Tropfen
mittags	Nr. 16 Renalin	15 Tropfen
abends	Nr. 8 Hepatik	15 Tropfen
vor dem Schlafen	Nr. 4 Cerebretik	10–20 Tropfen

Die Tropfen werden auf ein Schnapsglas Wasser eingenommen. Die Ausleitungstherapie soll 4 bis 6 Wochen durchgeführt werden. Danach ist eine Pause von 2 bis 4 Wochen einzulegen. Wenn es erforderlich ist, kann die Ausleitungstherapie wiederholt werden.

Die Entgiftungs- und Ausleitungstherapie setzt voraus, dass genügend Wasser im Körper zur Verfügung steht. Daher muss während und nach der Ausleitungstherapie ausreichend Wasser getrunken werden. Die gelösten Giftstoffe können sonst nicht ausgeschieden werden. Sie würden lediglich an anderer Stelle wieder abgelagert werden.

Als ausreichende tägliche Trinkmenge für einen Menschen von 70–80 kg Körpergewicht sind ca. 2 Liter Wasser anzusehen[38]. Suppe, Kaffee und Tee usw. können hierbei nur wenig berücksichtigt werden, da zur Verstoffwechselung dieser Nahrungsmittel selbst Wasser benötigt wird.

Natürlich kann die Ausleitung durch weitere Maßnahmen unterstützt werden. Physikalische Maßnahmen wie z.B. Lymphdrainage, blutiges Schröpfen, Baunscheidtieren, Cantharidenpflaster können besonders bei Schmerzen wirkungsvoll unterstützen. Die Entgiftung des ganzen Körpers kann durch eine finnische Sauna angeregt werden.

Medikamentös kann die Entgiftung mit Nieren- und Lebertee, aber auch mit Enzymen ergänzt werden. Enzyme sollten besonders in der Tumortherapie mit einbezogen werden.

38 Eine gute Regel ist: „Trinke so viel Wasser, dass der Urin wasserhell ist."

Beispiele zur Ausleitung mit Solunate

Der grundsätzliche Aufbau einer Ausleitungstherapie wurde bereits erklärt. Die Ausleitungbehandlung kann jedoch auch modifiziert werden. Damit kann man zum einen entgiften, zum anderen bereits eine gezielte Therapie durchführen.

Fallbeispiel

Die 21-jährige Patientin kam wegen ihres nervösen Magens und wegen häufigem Sodbrennen in meine Praxis. Das Sodbrennen beschrieb sie wie „heiße Luft im Hals". Weiterhin hatte sie noch eine Neigung zu Bronchitis und eine Allergie gegen Gräserpollen.

Sie erhielt die Empfehlung bei Sodbrennen zunächst 1 Glas warmes Wasser zu trinken. Da das Sodbrennen oft nachts auftrat, empfahl ich ihr, das Kopfende ihres Bettes etwas höher zu stellen, damit der saure Magensaft nicht in die Speiseröhre laufen kann.

Gleichzeitig wurde folgende modifizierte Ausleitungsbehandlung verordnet:

Einnahmezeit	SOLUNAT	Dosierung
morgens vor dem Frühstück	Nr. 9 Lymphatik	10 Tropfen
morgens nach dem Frühstück und vormittags	Nr. 16 Renalin	je 10 Tropfen
mittags und abends vor dem Essen	Nr. 19 Stomachik I	je 10 Tropfen
mittags und abends nach dem Essen	Nr. 8 Hepatik	je 10 Tropfen
nachmittags, spätnachmittags, abends und vor dem Schlafen	Nr. 4 Cerebretik	je 10 Tropfen

Da die Patientin eine relativ weite Anfahrt hatte (ca. 300 km), wurde sie erst nach 6 Wochen wieder in die Praxis bestellt. Die überglückliche Patientin hatte leicht zugenommen und hatte keine Magenprobleme mehr.

Fallbeispiel

Eine 31-jährige Patientin kam wegen anfallsweisen drückenden Schmerzen hinter beiden Augen in Behandlung. Bereits 4 Augenärzte hatten lediglich ein trockenes Auge diagnostiziert. Für den Schmerzanfall wurden Schmerzmittel verordnet. Ein schwacher Magen und eine Nierenentzündung wurde anamnestisch angegeben, waren aber aktuell nicht bedeutsam.

Sie erhielt folgende modifizierte Entgiftung verordnet:

Einnahmezeit	SOLUNAT	Dosierung
morgens vor dem Frühstück	Nr. 12 Ophtalmik	5 Tropfen
vormittags	Nr. 9 Lymphatik	10 Tropfen
vor und nach dem Mittagessen	Nr. 16 Renalin	je 10 Tropfen
nachmittags und spätnachmittags	Nr. 8 Hepatik	je 10 Tropfen
vor dem Schlafen	Nr. 4 Cerebretik	je 10 Tropfen

Um das Auge zu „schmieren", wurden die Conjunktisan-B-Augentropfen (Hersteller VitOrgan) morgens und abends empfohlen.

Nach einigen Wochen Therapie ereignete sich kein Schmerzanfall mehr.

Die Rhythmisierung

Die Antwort auf pathogene Reize

Ein Mensch ist gesund, wenn er alle Giftstoffe, die er zwangsweise aufnimmt oder die bei seinen Stoffwechselvorgängen entstehen, zeitnah ausscheiden kann. Dies setzt voraus, dass sein Nervensystem und sein Hormonsystem, also seine Steuerung richtig funktioniert.

Voraussetzung für Gesundheit ist also das Fließgleichgewicht zwischen Giftaufnahme, bzw. Giftproduktion und Giftausscheidung.

Alles fließt ... panta rhei
(Heraklit, 535–480 vor Chr. in Ephesus)

Gesundheit wird hier als eine Eigenschaft des inneren Milieus definiert. Von Bakterien, Viren usw. ist in diesem Zusammenhang nicht die Rede. Keime spielen sogar bei den klassischen Infektionskrankheiten oftmals nur eine untergeordnete Rolle.

So sagte bereits Louis Pasteur (1822–1895):

Die Mikrobe ist nichts, das Milieu ist alles!

Wenn auf einen gesunden Menschen ein pathogener Reiz einwirkt, dann reagiert er darauf in typischer Weise. Seine Abwehrfunktionen werden eingeschaltet. Dabei verstehen wir unter Abwehr die Gesamtheit aller zweckmäßigen Reaktionen des Körpers, um das innere Milieu stabil zu halten oder wieder in Ordnung zu bringen.

Die physiologische Reizantwort

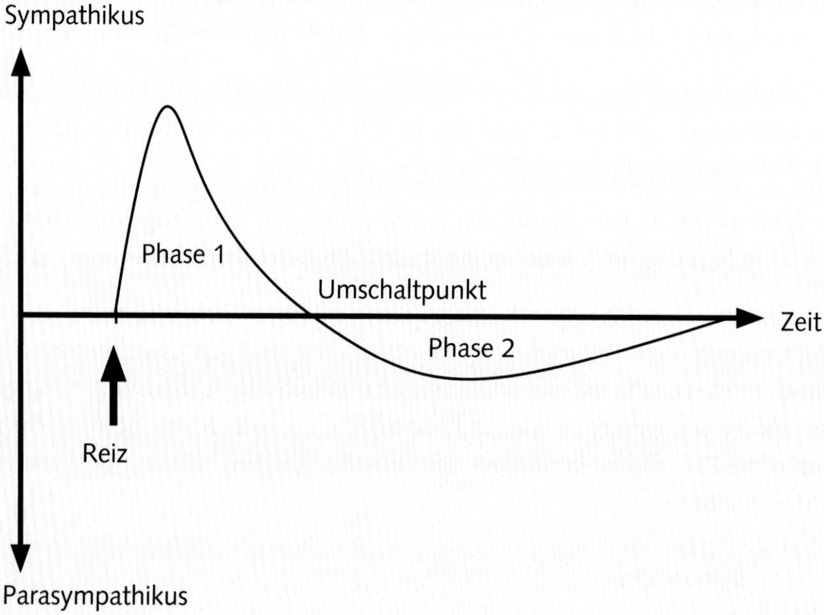

Die Grafik stellt die Reaktion eines gesunden Menschen auf einen pathogenen Reiz dar. Natürlich ist dieser Reizantwortkurve noch der physiologische Tagesverlauf der vegetativen Nervenfunktionen überlagert. Wegen der zeichnerischen Klarheit ist diese überlagerte Tagesrhythmuslinie jedoch nicht dargestellt.

Die Reizantwort läuft in 2 Phasen ab.

Phase 1

Zunächst wird der Körper mit „Sympathikotonie" also mit Fieber, Erhöhung des Grundumsatzes, Unruhe usw. reagieren. Dazu gehören auch Ausscheidungs- und Entzündungsvorgänge als erste Stufe einer zweckmäßigen Reaktion auf krankmachende Reize[40].

40 Erstes Entzündungsstadium => Ferrum phos. (Biochemie Nr. 3, D12)

Der Umschaltpunkt

stellt den Übergang von der Sympathikotonie in die Parasympathikotonie dar. Ab diesem Zeitpunkt setzen in der Regel vermehrt Ausscheidungsvorgänge ein. Der Körper versucht nun, auf jede ihm mögliche Weise, Giftstoffe und schädliche Stoffwechselprodukte aus dem Organismus auszuscheiden (zweites Entzündungsstadium)[41].

Phase 2

Zuletzt setzt die parasympathikotone Ruhe- und Reparaturphase ein (drittes Entzündungsstadium)[42]. Nun werden defekte Zellverbände repariert und es findet die Immunisierung statt.

Die nachfolgende Tabelle[43] gibt noch weitere Funktionen an, die in den Phasen „Sympathikotonie" und „Parasympathikotonie" physiologisch ablaufen.

Phase 1 Sympathikotonie	Umschalt-punkt	Phase 2 Parasympathikotonie
Fieberanstieg bis zum Maximum		Fieberabfall
Leukozytenanstieg		Leukozytenabfall
myeloische Tendenz		lymphatische Tendenz
Abfall der Eosinophilen		Anstieg der Eosinophilen
Retikulozytenanstieg		Retikulozytenabfall
Azidose		Alkalose
Anstieg des Gesamtstoffwechsels		Abfall des Gesamtstoffwechsels
Anstieg des Serumeiweiß		Abfall des Serumeiweiß
Abfall des Albumin-Globulin-Quotienten		Anstieg des Albumin-Globulin-Quotienten
Anstieg des Blutzuckers		Abfall des Blutzuckers
Abfall der Triglyceride		Anstieg der Triglyceride
Abfall des Serumcholesterins		Anstieg des Serumcholesterins
Anstieg der Blutketonkörper		Abfall der Blutketonkörper
Anstieg des Blutkreatinins		Abfall des Blutkreatinins
YANG		YIN

41 Zweites Entzündungsstadium => Kalium chloratum (Biochemie Nr. 4, D6)
42 Drittes Entzündungsstadium => Kalium sulf. (Biochemie Nr. 6, D6)
43 nach Hoff, Klinische Physiologie und Pathologie

Wenn alle Phasen ungestört ablaufen, dann wurde ein pathogener Reiz ohne bleibenden Schaden verarbeitet.

Der pathogene Reiz kann ein Infekt, eine Vergiftung oder auch „nur" eine starke psychische Belastung sein. Die Auswirkung auf den Menschen und die Reaktion des Organismus ist von der Art des Reizes nur bedingt abhängig.

Reckeweg geht in seiner Homotoxinlehre so weit, dass er jede Krankheit einer Vergiftung gleichsetzt. Aus der Sicht der Homotoxinlehre wird es dann auch verständlich, dass die vorschnelle und kritiklose Unterdrückung einer Krankheit mit Antibiotika, Cortison und Chemotherapie mehr schadet als nützt, da hierdurch die physiologische Reizantwort des Körpers nicht mehr richtig erfolgen kann. Der „Krankheitsgiftstoff" wird lediglich unter den Teppich gekehrt. Die Giftstoffe werden im interstitiellen Bindegewebe abgelagert. Wenn die Giftdeponie irgendwann überläuft, dann ist das Problem meist nicht mehr in den Griff zu bekommen.

Wichtig ist, dass bei der physiologischen Reizantwort die vegetative Umschaltung von Sympathikotonie in die Parasympathikotonie richtig erfolgt. Die hierbei möglichen Störungen werden nun vorgestellt.

Natürlich kann die Störung auch darin bestehen, dass der Sympathikus oder der Parasympathikus pathologisch überwiegt und so die Grundsteuerung falsch eingestellt ist. Mit Silber oder mit Gold kann eine Harmonisierung der vegetativen Grundsteuerung erreicht werden.

Die Parasympathikotonie

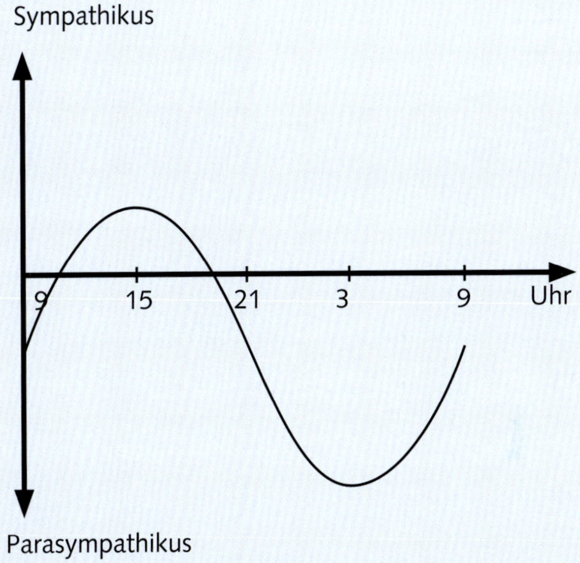

Gold unterstützt den Sympathikus. Gold wird also immer dann eingesetzt, wenn der Parasympathikus pathologisch überwiegt.

Unabhängig von der Art der Störung muss in jedem Fall Gold eingesetzt werden, wenn zu befürchten ist, dass die Lebenskraft versagt. Daher werden Goldpräparate in der Geriatrie häufig angewendet.

Es gibt 4 Solunate, die Gold enthalten, mit jeweils unterschiedlichen therapeutischen Schwerpunkten.

SOLUNAT	therapeutischer Schwerpunkt
Nr. 2 Aquavit	kräftigt den Körper und aktiviert den Stoffwechsel
Nr. 5 Cordiak	kräftigt das Herz, fördert Herzenswärme, Herz- und Kreislaufkrankheiten,
Nr. 12 Ophtalmik	kräftigt das Sehvermögen und fördert die geistige Wahrnehmung, Augenkrankheiten
Nr. 17 Sanguisol	stärkt die Lebenskraft und die Psyche, Anämie, Immunschwäche

Alle Goldmittel wirken somit kräftigend, aufbauend und wärmend jedoch mit verschiedenen Zielrichtungen.

Die Sympathikotonie

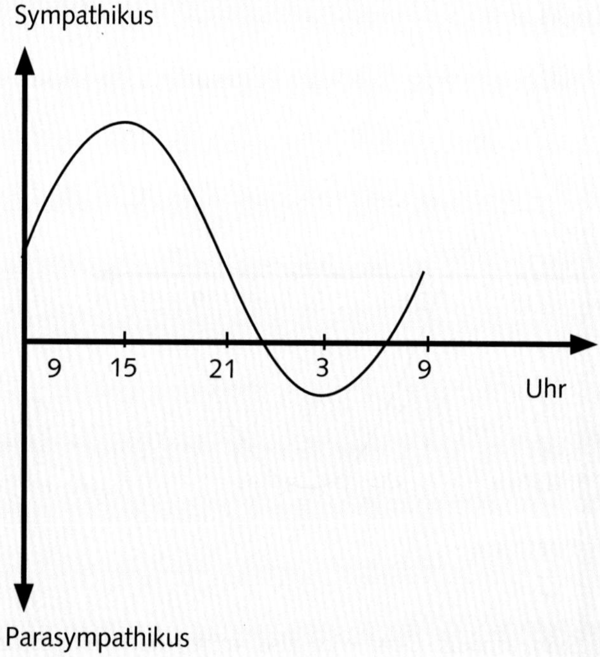

Silber wird immer dann eingesetzt, wenn der Sympathikus pathologisch überwiegt. Das Silbermittel ist SOLUNAT Nr. 4 Cerebretik.

Therapiebeispiele

Hyperaktivität bei Kindern

SOLUNAT Nr. 4 Cerebretik	3x täglich 2–10 Tropfen, je nach Alter des Kindes

Hyperkinetisches Herzsyndrom

SOLUNAT Nr. 5 Cordiak	morgens 5–8 Tropfen
SOLUNAT Nr. 4 Cerebretik	mittags, nachmittags und abends je 10 Tropfen

Hypertonie

SOLUNAT Nr. 5 Cordiak	morgens 3–6 Tropfen
SOLUNAT Nr. 16 Renalin	vormittags und vor dem Mittagessen 10 Tropfen
SOLUNAT Nr. 4 Cerebretik	mittags, nachmittags und abends je 10 Tropfen

Herz- und Kreislaufschwäche (latente Herzinsuffizienz)

SOLUNAT Nr. 5 Cordiak	morgens, mittags und nachmittags je 5–10 Tropfen
SOLUNAT Nr. 16 Renalin	vormittags 10 Tropfen
SOLUNAT Nr. 4 Cerebretik	abends 10 Tropfen

Herzrhythmusstörungen z. B. Tachycardie

SOLUNAT Nr. 5 Cordiak	morgens 10 Tropfen
SOLUNAT Nr. 4 Cerebretik	mittags, nachmittags und abends je 10 Tropfen

Erschöpfung und Abwehrschwäche

SOLUNAT Nr. 17 Sanguisol	morgens und nach dem Mittagessen 10 Tropfen
SOLUNAT Nr. 3 Azinat	vormittags und abends je 10 Tropfen
SOLUNAT Nr. 19 Stomachik I.	vor dem Mittagessen und vor dem Abendessen 10 Tropfen
SOLUNAT Nr. 4 Cerebretik	abends und vor dem Schlafen 10 Tropfen

Schlafstörungen

SOLUNAT Nr. 8 Hepatik	spät nachmittags 10–20 Tropfen
SOLUNAT Nr. 4 Cerebretik	abends und vor dem Schlafen je 10 Tropfen

Selbst wenn die Grundsteuerung richtig ist, kann immer noch die Antwort auf einen pathologischen Reiz das System aus dem Rhythmus bringen. Diese Zustände werden nachfolgend dargestellt.

Die chronisch-exsudative Reizantwort

Heilmittel Kupfer – SOLUNAT Nr. 16-Renalin

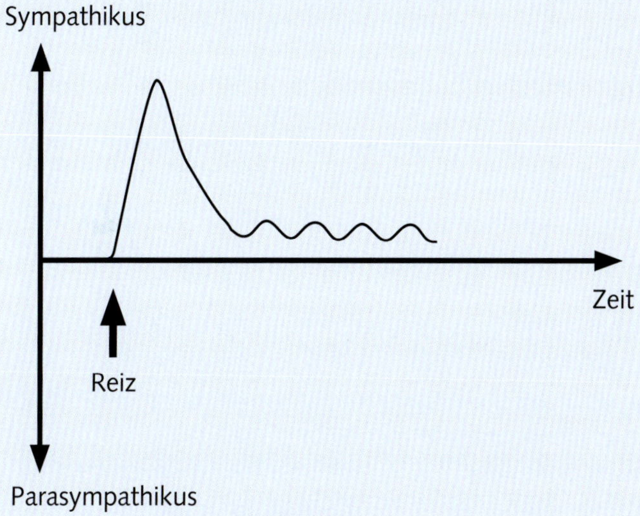

Die Reizantwort bleibt in der sympathikotonen Phase 1 stecken. Es finden laufend Ausscheidungsvorgänge statt, natürlich nicht mehr in der akuten, effektiven Form. Bei Infekten findet keine ausreichende Immunisierung statt, die eine neue Erkrankung wirkungsvoll verhindern würde.

Dieses Bild findet man häufig bei Schulkindern, bei denen auf jeden Infekt sofort mit Antibiotika reagiert wird und die bei jedem Fieber reflexartig ein Paracetamolzäpfchen bekommen. Diese Kinder sind ständig blass, krank und „verrotzt", obwohl (oder weil?) die Mütter pflichtgemäß alle vorgeschriebenen Impfungen absolviert haben.

Chronische Schleimrückhaltungen (z. B. eine chronische Sinusitis, eine Emphysembronchitis, ein chronischer Fluor vaginalis usw.) sind Störungen des Kupferprozesses. Dabei ist es unerheblich, wo der Schleimstau erfolgt. Allen diesen Prozessen liegt eine chronische Entzündung zugrunde, welche sich nicht ausreichend regeneriert. Auf der Basis dieses Schwächezustandes bildet sich dann die chronische Schleimausscheidung, der „chronische Schleimhautkatarrh" aus.

Die Solunate für die chronisch-exsudative Phase sind SOLUNAT Nr. 16 Renalin sowie SOLUNAT Nr. 10 Matrigen I und SOLUNAT Nr. 11 Matrigen II.

Therapiebeispiele für chronisch-exsudative Zustände

Entzündung der Harnwege

SOLUNAT Nr. 3 Azinat	morgens und abends 10 Tropfen
SOLUNAT Nr. 16 Renalin	vormittags und mittags 15 Tropfen

Colitis mucosa et ulcerosa

SOLUNAT Nr. 3 Azinat	morgens 10 Tropfen
SOLUNAT Nr. 16 Renalin	vormittags 2x 10 Tropfen
SOLUNAT Nr. 20 Stomachik II	nachmittags 2x 10 Tropfen
SOLUNAT Nr. 4 Cerebretik	nachmittags 2x 10 Tropfen

Zusätzlich

- Bei starker Blutungsneigung zusätzlich: SOLUNAT Nr. 21 Styptik 3–4x tgl. 10 Tropfen
- Probeweise kann SOLUNAT Nr. 20 Stomachik II gegen SOLUNAT Nr. 11 Matrigen II ausgetauscht werden. besonders wenn blutige Durchfälle im Vordergrund stehen.
- Oftmals ist eine zusätzliche Psychotherapie hilfreich.

Rhino-Sinusitis

SOLUNAT Nr. 3 Azinat	morgens 10 Tropfen
SOLUNAT Nr. 9 Lymphatik	vormittags 2x 10 Tropfen
SOLUNAT Nr. 16 Renalin	mittags je 10 Tropfen vor und nach dem Essen
SOLUNAT Nr. 26 Azinat-Salbe	bei starker Borkenbildung die Nasenschleimhaut einfetten

Zusätzlich

- An die **LOTA-NASENDUSCHE** denken!
- Kamillenkopfdampfbäder sind sehr hilfreich.

Bronchitis

SOLUNAT Nr. 3 Azinat	morgens und abends 10 Tropfen
SOLUNAT Nr. 16 Renalin	vormittags und mittags 15 Tropfen
SOLUNAT Nr. 15 Pulmonik	früh- und spätnachmittags 10 Tropfen und bei Bedarf

Zusätzlich

- Bei starkem Hustenreiz:
  SOLUNAT Azinat-Öl II 2–3 Tropfen auf 1 Stück Würfelzucker lutschen

Neurodermitis

SOLUNAT Nr. 3 Azinat	morgens und abends 10 Tropfen
SOLUNAT Nr. 16 Renalin	vormittags und mittags 15 Tropfen
SOLUNAT Nr. 6 Dyscrasin	früh- und spätnachmittags 10 Tropfen mit jeweils 1–2 Tropfen SOLUNAT Äth. Essenz II

Zusätzlich

- Eventuell an eine Gegensensibilisierung denken.[44]
- Bei starkem Juckreiz: Haut mit LUNASOL Johanniskrautöl oder LUNASOL Kinderbalsam einreiben.
- Bäder mit basischem Badesalz[45] sind sehr hilfreich.
- Zur Hautpflege Tagescreme leicht, Nachtcreme leicht.

Fluor albus vaginalis

SOLUNAT Nr. 3 Azinat	morgens und abends 10 Tropfen
SOLUNAT Nr. 16 Renalin	vormittags und mittags 15 Tropfen
SOLUNAT Nr. 11 Matrigen II	früh- und spätnachmittags 10 Tropfen

Zusätzlich

- An eine lokale mikrobiologische Therapie z. B. mit Joghurt denken.
- Warme Sitzbäder mit Eichenrinde oder mit Kamille sowie das ansteigende Fußbad[46] („Schiele-Fußbad") sind sehr bewährt.
- Warme Unterwäsche ist durch kein Medikament zu ersetzen!

---

44 Quelle: Hedwig Imhäuser, Homöopathie in der Kinderheilkunde, Haug Verlag, S.151 ff. Anstelle von Blut kann auch frisch gelassener Urin potenziert werden.

45 Hersteller: pH-cosmetics, Kampstrasse 53, 48301 Nottuln, Tel. 02502-221852

46 Hersteller: Fritz Schiele, Arzneibäderfabrik, Industriestrasse 16, 25462 Rellingen, Tel. 04101-34239

Myom

SOLUNAT Nr. 11 Matrigen II	morgens und vormittags 10 Tropfen
SOLUNAT Nr. 16 Renalin	mittags 10 Tropfen
SOLUNAT Nr. 1 Alcangrol	früh- und spätnachmittags 20 Tropfen
SOLUNAT Nr. 4 Cerebretik	abends 10 Tropfen

Zusätzlich

- Bei gynäkologischen Blutungen hat sich SOLUNAT Nr. 21 Styptik, 4–6x täglich 5 Tropfen, bewährt

Klimakterische Hitzewallungen

SOLUNAT Nr. 10 Matrigen I	morgens und vormittags 10 Tropfen
SOLUNAT Nr. 16 Renalin	spätvormittags und mittags 10 Tropfen
SOLUNAT Nr. 8 Hepatik	spätnachmittags und abends 15–20 Tropfen
SOLUNAT Nr. 4 Cerebretik	spätabends und nachts 10 Tropfen

Zusätzlich

- Als Therapiebeginn: **Ausleitungbehandlung** (siehe Seite 129)
- **Salbeitee** wirkt schweisshemmend,
- Abends kühle Waschungen mit **Essigwasser**
- Ein **Aderlass** (20–50 ml je nach Konstitution), wenn die Regelblutung fällig wäre, ist oft sehr hilfreich. Kann dieser Zeitpunkt nicht mehr bestimmt werden, dann macht man den Aderlass um die Neumondzeit.

Die fehlende Reizantwort – Regelstarre

Heilmittel Blei – SOLUNAT Nr. 18 Splenetik

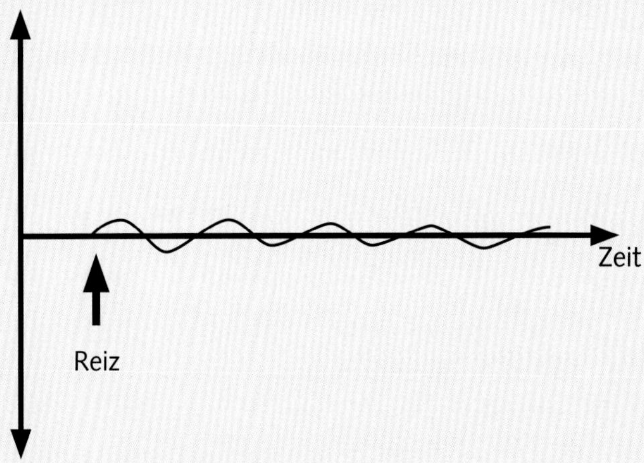

Die Behandlung von Erstarrungszuständen (Regelstarre)

Die körperlichen Symptome der Regelstarre sind vor allem Sklerotisierung, Verkalkung, Steinbildung und degenerative Erkrankungen. Sowohl die Gelenkdeformation bei der primär chronischen Polyarthritis (PCP) wie auch die Tumorbildung (z. B. Sarkom) gehören in den Bereich der Regelstarre. Psychische Symptome sind Phobien und Depressionen.

Bei der Anamnese geben diese Patienten oft an:
„Ich bekomme nie Fieber. Wenn ich einmal krank bin, dann hänge ich halt so herum. Ich bin nie richtig krank, aber auch nie richtig gesund."

Oft kann der Beginn dieses Zustandes sogar angegeben werden:
„Seit der letzten Grippe habe ich mich nicht mehr richtig erholt ...".

Viele Verhaltensweisen der heutigen Zeit begünstigen die Entwicklung einer Regelstarre. Der Büroangestellte, der morgens mit dem klimatisierten Auto zur Arbeit fährt, den ganzen Tag im klimatisierten Großraumbüro sitzt, abends mit dem klimatisierten Auto wieder nach Hause fährt und dann den Rest des Tages vor dem Fernseher sitzt, hat seine Probleme vorprogrammiert.

Regelsysteme können auf Dauer nur dann richtig arbeiten, wenn sie von Zeit zu Zeit gefordert werden. Wenn Sie bei einem Spaziergang bis auf die Haut nass werden, durchgefroren nach Hause kommen und sich dann in der Badewanne wieder aufwärmen, dann haben sie an diesem Tag viel für ihre Gesundheit getan.

Auch eine Übersäuerung des Bindegewebes begünstigt die Regelstarre. Daher ist alles, was Säure ausscheidet, von hohem gesundheitlichen Wert.

Die Solunate zur Behandlung der Regelstarre sind SOLUNAT Nr. 18 Splenetik und SOLUNAT Nr. 14 Polypatik. Da bei Zuständen mit Regelstarre häufig eine geschwächte Lebenskraft vorliegt, ist meistens zusätzlich das Goldpräparat SOLUNAT Nr. 17 Sanguisol erforderlich.

Therapiebeispiele für die Regelstarre

Arteriosklerose

SOLUNAT Nr. 5 Cordiak	morgens 5 Tropfen
SOLUNAT Nr. 18 Splenetik	vormittags, mittags und nachmittags je 15 Tropfen
SOLUNAT Nr. 4 Cerebretik	abends 10 Tropfen

Zusätzlich

- Ansteigende Schiele-Fußbäder[47] können die Behandlung sehr unterstützen.
- Scleron (mittags 2x 2 Tabletten, Fa. Weleda) ist bei Arteriosklerose und ihren Folgen sehr wertvoll.

47 Hersteller: Fritz Schiele, Arzneibäderfabrik, Industriestrasse 16, 25462 Rellingen, Tel. 04101-34239

Hypertonie

SOLUNAT Nr. 17 Sanguisol	morgens vor und nach dem Frühstück 5–10 Tropfen
SOLUNAT Nr. 16 Renalin	vormittags 2x 10 Tropfen in Nierentee (siehe Seite 62)
SOLUNAT Nr. 18 Splenetik	nachmittags 10 Tropfen in Wasser
SOLUNAT Nr. 4 Cerebretik	früh- und spätabends sowie vor dem Schlafen 10 Tropfen

Zusätzlich

- Ansteigende **Schiele-Fußbäder**[36] sind sehr hilfreich.
- Wenn weniger **Kochsalz** gebraucht wird, ist dies ebenfalls günstig.
- **Übergewicht** begünstigt hohen Blutdruck.
- Ausreichend **Bewegung** in frischer Luft ist wichtig.
- **Rauchen** ist immer schädlich.

Depressive Verstimmung

SOLUNAT Nr. 17 Sanguisol	morgens vor und nach dem Frühstück 5–10 Tropfen
SOLUNAT Nr. 18 Splenetik	vormittags 2x 10 Tropfen
Plumbum met. praep. D20 Dil., Weleda	vor und nach dem Mittagessen je 5 Tropfen
SOLUNAT Nr. 4 Cerebretik	abends und vor dem Schlafen 10 Tropfen

Zusätzlich

- **Johanniskrauttee**[48] wirkt stimmungsaufhellend. Tees grundsätzlich nicht am Abend trinken, da sonst nachts die Blase drückt.
- Ausreichende **Kochsalzzufuhr** sowie ein ausgewogener Mineralhaushalt sind wichtig.
- **Vitamin D3** beeinflusst eine Depression günstig.
- Das Absetzen von schulmedizinischen **Psychopharmaka** muss sehr vorsichtig und einvernehmlich mit dem behandelnden Psychiater geschehen.
- **Mord- oder Selbstmorddrohungen**
  sind ernst zu nehmen. Der Aufenthalt in einer psychiatrischen Klinik ist erforderlich, bis sich der Patient wieder stabilisiert hat. In vielen Fällen ist hier die Hilfe der Polizei erforderlich.

---

48 Johanniskraut (Wirkstoff Hypericin) wirkt photosensibilisierend, daher Vorsicht mit Sonnenbädern. Die Wirkung der Anti-Baby-Pille kann aufgehoben werden.

Die überschießende Reizantwort

Heilmittel Antimon – SOLUNAT Nr. 3 Azinat und SOLUNAT Nr. 7 Epidemik

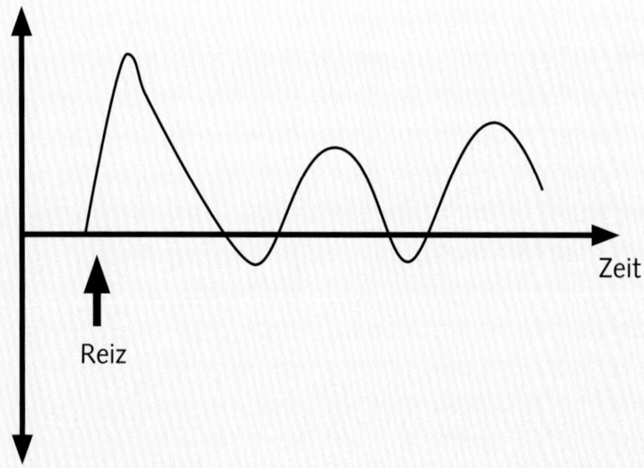

Die Reizantwort schwingt zunächst in die sympathikotone Phase. Sie schwingt zwar in Richtung Parasympathikotonie zurück, jedoch viel zu kurz, um wirkliche Regenerationsvorgänge einzuleiten. Sofort schließen sich weitere sympathikotone Regelschwingungen an.

Die Behandlung der überschießenden Reizantwort (Anaphylaxie)

Die Hauptvertreter der „überschießenden Reizantwort" sind die Allergien. Allergien haben ein sehr vielfältiges Gesicht. Das Spektrum geht von der unkomplizierten juckenden Hautrötung bis zum akut lebensbedrohlichen allergischen Schock.

Selbstverständlich ist für den allergischen Schock die schulmedizinische Notfalltherapie die Methode der Wahl.

Die Heilmittel für die überschießende Reaktion des Körpers auf pathogene Reize sind SOLUNAT Nr. 3 Azinat und SOLUNAT Nr. 15 Pulmonik.

Therapiebeispiele für die überschießende Reizantwort

Pollenallergie

SOLUNAT Nr. 3 Azinat	morgens, nachmittags und abends je 10–20 Tropfen
SOLUNAT Nr. 16 Renalin	vormittags und mittags 10 Tropfen

Zusätzlich

- Die Nasenschleimhaut mit Vaseline oder Olivenöl pflegen.
- Nasenspülung mit der Lota-Nasendusche.
- Ein Stück Honigwabe wie einen Kaugummi kauen.
- Vor dem Schlafengehen die Haare waschen.
- Potenzierter Eigenharn ist oftmals sehr wirkungsvoll.[49]

Wenn besonders die Augen tränen

- Euphrasia-Augentropfen (Wala): 2–3x täglich anwenden
- vormittags zusätzlich 5 Tropfen SOLUNAT Nr. 12 Ophtalmik in eine Tasse Augentrosttee[50] geben und schluckweise trinken

Wenn besonders die Atmung beeinträchtigt ist

- SOLUNAT Äth. Essenz II: mehrmals täglich 1–2 Tropfen auf 1 Stück Würfelzucker lutschen
- nachmittags und frühabends je 10–15 Tropfen SOLUNAT Nr. 15 Pulmonik in Wasser einnehmen

Akutes hohes Fieber

in der Akutphase SOLUNAT Nr. 7 Epidemik	morgens, vormittags und mittags 3–20 Tropfen (je nach Alter des Patienten)
nach der Akutphase SOLUNAT Nr. 3 Azinat	morgens, vormittags und mittags 3–20 Tropfen (je nach Alter des Patienten)
SOLUNAT Nr. 9 Lymphatik	nachmittags und frühabends 5–10 Tropfen
SOLUNAT Nr. 4 Cerebretik	spätabends und nachts 5–15 Tropfen

49 Der frische Harn wird bis zur D6 mit 40%-igem Etanol potenziert und tropfenweise eingenommen
50 Augentrost ... Hb. Euphrasiae

Zusätzlich

- Wer Fieber hat, braucht nur wenig zu essen, soll aber viel trinken.
- Im Orient reicht man bei Fieber **Hühnerbrühe** (Rezept Seite 75) mit nur wenig Reis oder Fadennudeln, abgeschmeckt mit frisch gepresstem Zironensaft.
- Gute Erkältungstees sind **Lindenblüten**- und **Holunderblütentee**.
- An Wasseranwendungen denken z. B. an ein **Auslaugebad** (Anleitung Seite 80). Dabei ein basisches Badesalz[51] benutzen.
- Auch ein **Darmeinlauf** (mit lauwarmen Wasser) wirkt über die Giftausscheidung fiebersenkend; im Übrigen haben Fieberpatienten ohnedies oft Verstopfung.
- Mit **Wadenwickel** (Anleitung Seite 80) kann man meist mehr erreichen als mit Fieberzäpfchen!
- Zur Stabilisierung der Abwehr nach einem Infekt: Eine Ausleitungskur, wie sie bei „Das überlastete Bindegewebe" (Seite 130) beschrieben ist.

51 z. B. Kaisernatron

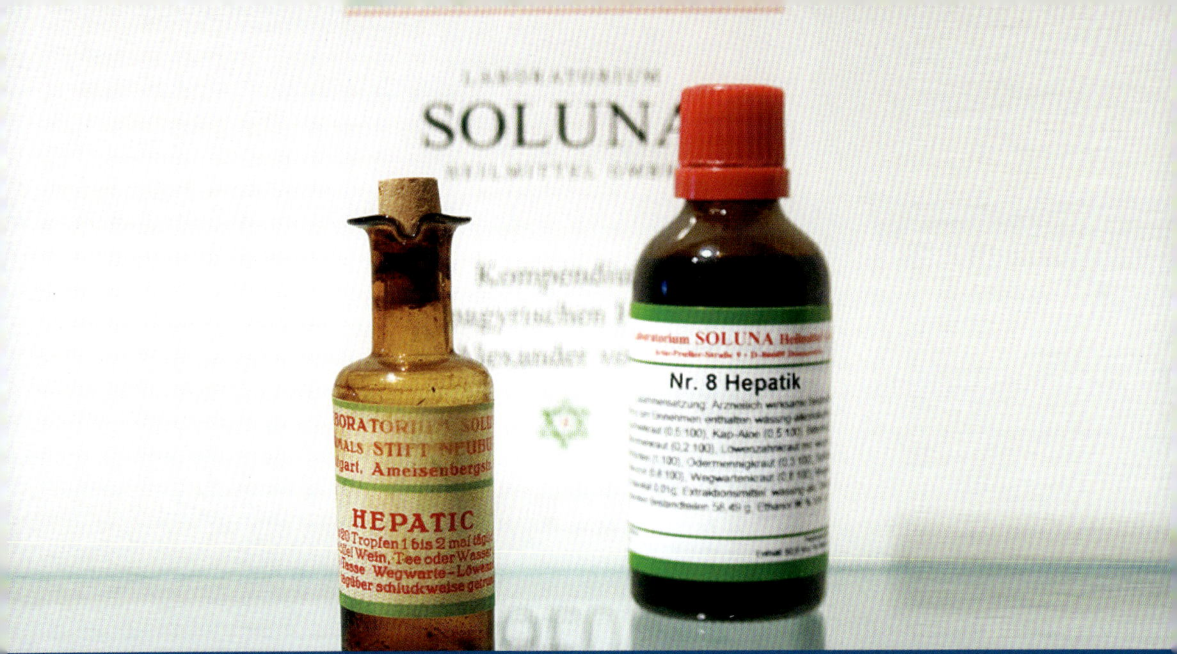

Seit Jahrzehnten erprobte Therapien

Im Laufe meiner mehr als 40-jährigen Praxiserfahrung konnte ich viele Therapien erproben. Einige haben sich bewährt und ich benutze sie immer wieder, andere hielten das nicht, was ich mir davon erwartete.

Diese erprobten Therapien, die Edelsteine meines Therapiesystems möchte ich gerne weitergeben. Es wäre schade, wenn sie in Vergessenheit geraten würden.

Viele der nachstehend angesprochenen chronischen Krankheiten haben sich im Laufe von Monaten oder Jahren entwickelt. Sie werden daher auch eine gewisse Zeit brauchen, um sich zu verbessern oder im günstigsten Fall ganz auszuheilen. Hier ist Geduld sowohl vom Patienten als auch vom Behandler erforderlich. Wählen Sie keine zu hohen Dosierungen, um die ohnedies geschwächte Lebenskraft des Patienten nicht zu überfordern. Die angegebenen Dosierungen sind lediglich Richtwerte, von denen sie im konkreten Fall ohne Weiteres abweichen sollten. Lesen Sie hierzu die Ausführungen auf Seite 20 ff.

Alterskrankheiten

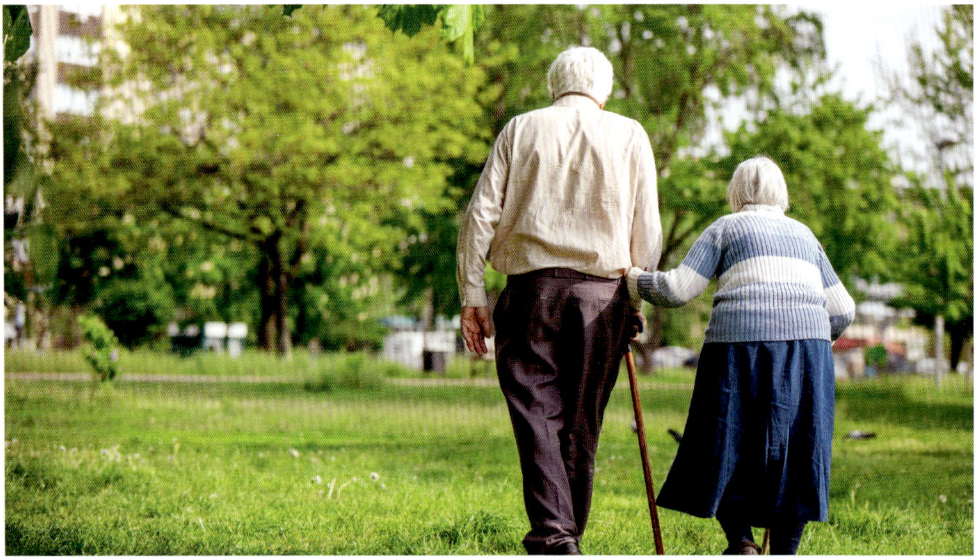

Um wichtige Organfunktionen vital zu halten und um das Immunsystem zu stabilisieren, empfehlen sich im Frühjahr und im Herbst eine Ausleitungskur und rhythmisierende Maßnahmen.

In der Folge sind typische Gesundheitsstörungen im Alter beschrieben, bei denen ich mit Solunaten sehr gute Erfolge habe und hatte. Natürlich dürfen diese Erfahrungen nicht unreflektiert angewendet werden. Jede Therapie ist an den Patienten und an seine speziellen Bedürfnisse anzupassen.

Der Behandler muss den Patienten dort abholen,
wo er steht, und nicht dort, wo er stehen sollte.

Altersherz

SOLUNAT Nr. 4 Cerebretik	10 Tropfen spät abends
SOLUNAT Nr. 5 Cordiak	3x 5–10 Tropfen morgens, mittags und abends
SOLUNAT Nr. 14 Polypathik	10 Tropfen, nachmittags und abends
SOLUNAT Nr. 18 Splenetik	10 Tropfen, morgens und mittags

Fallbeispiel

Eine Patientin, 69 Jahre, Altersherz und Hypotonie, kam wegen Abgeschlagenheit, Kurzatmigkeit und mit deutlicher Lippenzyanose in die Praxis. Sie lehnte die vom Hausarzt vorgeschlagene Digitalisierung und ebenso die umfangreiche Medikation ab. Seither nimmt sie täglich:

SOLUNAT Nr. 4 Cerebretik	10 Tropfen abends
SOLUNAT Nr. 5 Cordiak	10 Tropfen, morgens und abends

Ihre Leistungsfähigkeit (Bauernhof ca. 10 Stunden täglich aktiv tätig) ist noch immer unvermindert, die jährliche ärztliche Kontrolle ist zufriedenstellend.

Lipid- und Cholesterinstoffwechselstörung

SOLUNAT Nr. 4 Cerebretik	10 Tropfen spät abends
SOLUNAT Nr. 8 Hepatik	10 Tropfen mittags und abends
SOLUNAT Nr. 14 Polypathik	10 Tropfen morgens und mittags

Begründung:
Es zeigt sich immer wieder, dass Stresssituationen die Stoffwechsellage ganz allgemein ungünstig beeinflussen. Eine längere Gabe von SOLUNAT Nr. 14 Polypathik und SOLUNAT Nr. 4 Cerebretik wirkt sich auf das Absenken der Stoffwechselwerte günstig aus, da die Psyche auf das Stoffwechselgeschehen dann weniger störend oder sogar beruhigend einwirkt.

Altersdiabetes (Diabetes Typ 2)

SOLUNAT Nr. 8 Hepatik	10 Tropfen mittags und abends
SOLUNAT Nr. 16 Renalin	10 Tropfen morgens und mittags
SOLUNAT Nr. 18 Splenetik	10 Tropfen morgens und abends

Bei längerer Einnahme von SOLUNAT Nr. 8 Hepatik sollte der Blutzucker kontrolliert werden. Nr. 8 Hepatik kann den Blutzuckerspiegel absenken, weil Leber und Pankreas besser arbeiten.

Hyperurikämie

SOLUNAT Nr. 6 Dyscrasin	5 Tropfen morgens und abends
SOLUNAT Nr. 16 Renalin	10 Tropfen morgens und mittags
SOLUNAT Nr. 18 Splenetik	10 Tropfen vormittags und nachmittags

Bei einem Gichtanfall empfiehlt sich ggf. mehrmals eine Gabe[52] von Colchicum D6.

Degeneratives Rheuma, Arthritis, Arthrose

SOLUNAT Nr. 3 Azinat	auf den Tag verteilt 4x 5 Tropfen täglich bei Schmerzen
SOLUNAT Nr. 14 Polypathik	10 Tropfen morgens und mittags
SOLUNAT Nr. 16 Renalin	10 Tropfen morgens und mittags
SOLUNAT Nr. 18 Splenetik	10 Tropfen morgens und abends

52 1 Gabe ist 1 Tablette oder 3–5 Globuli

Fallbeispiel

Patientin, 66 Jahre, stark übergewichtig, ausgeprägte Arthrose der Kniegelenke, Hypertonie – Das Kniegelenk soll operiert werden. Die Patientin ist nicht bereit abzunehmen.

Folgende Mittel wurden verordnet:

SOLUNAT Nr. 4 Cerebretik	10 Tropfen spät abends
SOLUNAT Nr. 8 Hepatik	10 Tropfen mittags und abends
SOLUNAT Nr. 14 Polypathik	5 Tropfen morgens und abends
SOLUNAT Nr. 16 Renalin	10 Tropfen morgens
SOLUNAT Nr. 18 Splenetik	5 Tropfen morgens und abends

Zusätzlich wurde aus der Homöopathie Rhus tox. C30 1x wöchentlich 1 Gabe über 4 Wochen gegeben.

Ergebnis
Bisher war eine Operation nicht erforderlich. Die Patientin kann ihren Haushalt und Garten ohne Hilfe versorgen und ist mit ihrer augenblicklichen Situation zufrieden.
Sie ist nicht schmerzfrei, aber ihre Beschwerden sind deutlich geringer geworden.

Ohren (Tinnitus)

SOLUNAT Nr. 4 Cerebretik	10 Tropfen abends vor dem Schlafen
SOLUNAT Nr. 9 Lymphatik	10 Tropfen morgens und abends
SOLUNAT Nr. 17 Sanguisol	10 Tropfen morgens
SOLUNAT Nr. 18 Splenetik	5 Tropfen morgens und abends

Zusätzlich empfiehlt sich aus der Phytotherapie

Ginko-Urtinktur (Hersteller Alcea-Ceres)	2x täglich 5 Tropfen

Fallbeispiel

Patient, 62 Jahre, seit Jahren Ohrgeräusche und Trigeminusneuralgie.

Unter oben genannter Behandlung plus SOLUNAT Nr. 14 Polypathik, 10 Tropfen bei Bedarf, war der Patient nach einem Jahr weitgehend beschwerdefrei.

Hinweis
Bei Tinnitus kann ein gutes Hörgerät sehr wertvoll sein. Der Gehörsinn muss dann nicht mehr so hoch regeln und damit verschwindet das Tinnitus-Pfeifen oftmals im Hintergrundrauschen.

Erhöhter Augendruck

SOLUNAT Nr. 8 Hepatik	10 Tropfen abends
SOLUNAT Nr. 12 Ophthalmik	5 Tropfen morgens und abends einnehmen
SOLUNAT Nr. 16 Renalin	10 Tropfen morgens

Atonischer Magen

SOLUNAT Nr. 2 Aquavit	5 Tropfen morgens und mittags
SOLUNAT Nr. 4 Cerebretik	10 Tropfen spät abends
SOLUNAT Nr. 19 Stomachik I	10 Tropfen kurz vor den Mahlzeiten

Nervöse Verdauungsbeschwerden

SOLUNAT Nr. 4 Cerebretik	10 Tropfen spät abends und beim zu Bett gehen
LUNASOL Johanniskrautöl	½ Teelöffel vor jeder Mahlzeiten auf etwas Brot

Nachlassen der Gedächtnisleistung

SOLUNAT Nr. 4 Cerebretik	10 Tropfen abends
SOLUNAT Nr. 14 Polypathik	5 Tropfen morgens und mittags
SOLUNAT Nr. 17 Sanguisol	10 Tropfen morgens

Zusätzlich empfiehlt sich aus der Phytotherapie

Ginko-Urtinktur (Hersteller Alcea-Ceres)	2x täglich 5 Tropfen

Affektive Störung

Affektive Störungen sind in der Praxis häufig anzutreffen. Oft werden eine Anzahl von unspezifischen Symptomen genannt, die einzeln betrachtet einen geringen Krankheitswert haben. In ihrer Gesamtheit jedoch reduzieren sie die Lebensqualität. Daher sollten sie unbedingt beachtet werden.

Häufig geäußerte Beschwerden sind:

- grundlose Traurigkeit,
- allgemeine Abgeschlagenheit, ständige Müdigkeit, Antriebshemmung
- Appetitlosigkeit, Obstipation,
- Kloßgefühl im Hals,
- bleischwerer Kopf, Konzentrationsstörung, Gedankenflucht,
- Schlafstörungen,
- unklares Druckgefühl im Brust- und/oder Bauchraum,
- Dysmenorrhoe, Amenorrhoe und
- bei Männern Minderung[53] oder Verlust der Potenz.

Auslöser für diesen Zustand können sowohl seelischer als auch körperlicher Natur sein. Wenn möglich, sollte man die Ursachen herausfinden und im Behandlungsplan berücksichtigen. Die Ernährung (fleischlos, salzlos, vegan) sowie die eingenommenen Medikamente müssen kritisch betrachtet werden, weil sie grundsätzlich als Auslöser für eine depressive Grundstimmung in Frage kommen können.

Grundtherapie

SOLUNAT Nr. 4 Cerebretik	10 Tropfen spät abends und vor dem Einschlafen
SOLUNAT Nr. 8 Hepatik	10 Tropfen abends
SOLUNAT Nr. 17 Sanguisol	5 Tropfen morgens und mittags
LUNASOL Johanniskrautöl[54]	3x täglich einen ½ Teelöffel morgens, mittags und abends

53 Erektile Dysfunktion
54 Die längere Einnahme von Johanniskrautpräparaten kann die Anti-Baby-Pille unwirksam machen.

Therapieergänzung bei spezifischen Beschwerden

Appetitmangel

SOLUNAT Nr. 2 Aquavit	5 Tropfen morgens und mittags an Stelle von SOLUNAT Nr. 17 Sanguisol

Lebererkrankungen

SOLUNAT Nr. 8 Hepatik	bis zu 10 Tropfen mittags und abends

Herzschwäche, unstabiler Blutdruck

SOLUNAT Nr. 5 Cordiak	5 Tropfen morgens und mittags an Stelle von SOLUNAT Nr. 17 Sanguisol

Hormonelle Fehlregulation der Frau

SOLUNAT Nr. 16 Renalin	10 Tropfen morgens

vom Beschwerdebild abhängig zusätzlich

SOLUNAT Nr. 10 Matrigen I akt.	10 Tropfen morgens und abends *oder*
SOLUNAT Nr. 11 Matrigen II ret.	10 Tropfen morgens und abends

Potenzstörung des Mannes

SOLUNAT Nr. 2 Aquavit	5 Tropfen morgens und mittags
SOLUNAT Nr. 17 Sanguisol	10 Tropfen morgens und mittags

Schilddrüsenunterfunktion

SOLUNAT Nr. 22 Strumatik I	5 Tropfen morgens und abends

Eventuell zusätzlich:

SOLUNAT Nr. 10 Matrigen I akt.	5 Tropfen Tropfen morgens und abends (dieses SOLUNAT wirkt generell aktivierend)

Angstzustände

SOLUNAT Nr. 16 Renalin	10 Tropfen morgens

Sind die Ängste so groß, dass sie zu starken körperlichen Verspannungen führen, empfiehlt sich zusätzlich:

SOLUNAT Nr. 14 Polypathik	5 Tropfen morgens und mittags

Chronisches Erschöpfungssyndrom (CFS)

Die am häufigsten genannten Beschwerden beim CFS sind:

- Störung der Konzentration und des Kurzzeitgedächtnisses,
- schmerzende Lymphknoten, besonders im Hals- und Achselbereich,
- Muskel- und Gelenkschmerzen (ohne labormäßige Entzündungszeichen wie z. B. CRP),
- Kopfschmerzen,
- nicht erholsamer Schlaf und
- lähmende Erschöpfung schon nach geringer Anstrengung.

Wenn vier oder mehr der oben genannten Beschwerden gemeinsam auftreten und seit mehr als einem halben Jahr bestehen, kann von einem chronischen Erschöpfungssyndrom gesprochen werden.

Allerdings sollte auf jeden Fall geprüft werden, ob einer der nachfolgenden Zustände zutrifft:

- Schilddrüsenunterfunktion,
- multiple Sklerose,
- Spätfolgen von Borreliose,
- Schwermetallintoxikationen,
- Alkohol- und Drogenmissbrauch und
- Nebenwirkungen von Medikamenten.

In diesem Fall muss die Behandlung die Ursache berücksichtigen, um Erfolg zu haben.

Grundtherapie

Die folgende Grundtherapie soll mindestens 6 Monate lang durchgeführt werden.

SOLUNAT Nr. 4 Cerebretik	10 Tropfen abends
SOLUNAT Nr. 8 Hepatik	10 Tropfen mittags und abends
SOLUNAT Nr. 17 Sanguisol	10 Tropfen morgens
SOLUNAT Nr. 18 Splenetik	5 Tropfen morgens und abends

Erkältungskrankheiten

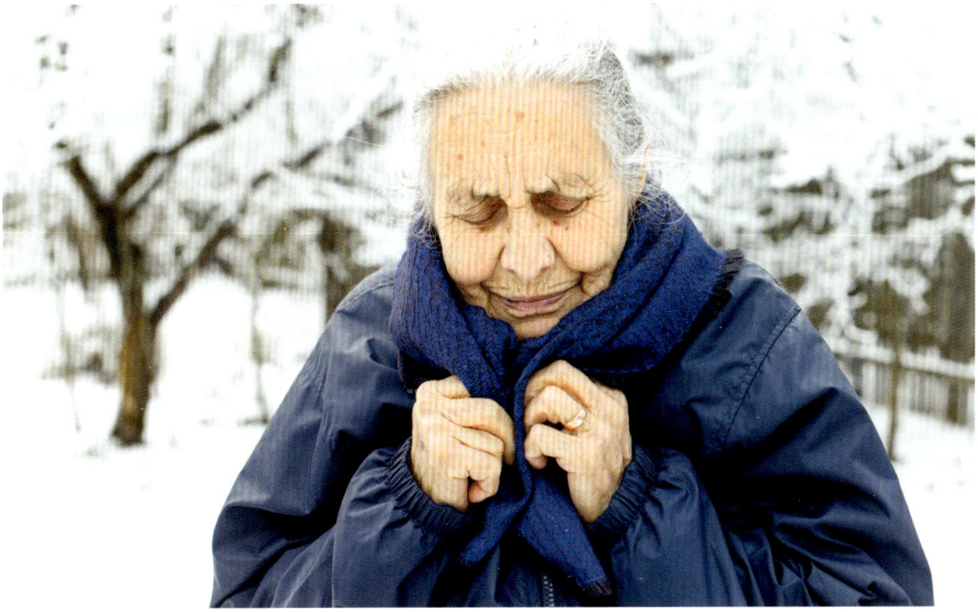

Herbst und Winter haben ihre spezifischen Erkrankungen. Besonders in den Übergangsphasen bekommen viele Menschen Husten, Schnupfen und Heiserkeit. Manchmal stellt sich auch eine echte Bronchitis ein. Mit den Solunaten kann wirkungsvolle Hilfe ohne schädliche Nebenwirkungen geleistet werden.

Zunächst ist es wichtig, dass man dem Körper jetzt die Ruhe gönnt, die er benötigt, um wieder ins Gleichgewicht zu kommen. Wenn sich jemand keine Zeit nimmt, um gesund zu werden, dann wird er zwangsläufig zu einem unterdrückenden Medikament greifen, „weil es schnell gehen muss und er bzw. sie einfach unersetzlich ist".

Husten

Der Beginn ist meistens plötzlich. Oftmals wird ein Brennen hinter dem Brustbein und ein unerträglicher trockener Hustenreiz angegeben. Fieber kann vorhanden sein. In dieser Phase weiß man auch noch nicht, ob es bei einem einfachen Husten bleibt, oder ob sich daraus eine richtige Grippe entwickelt, denn die Allgemeinsymptome Abgeschlagenheit, Appetitlosigkeit und Kopfschmerzen sind zu vieldeutig.

Verdauungsstörungen

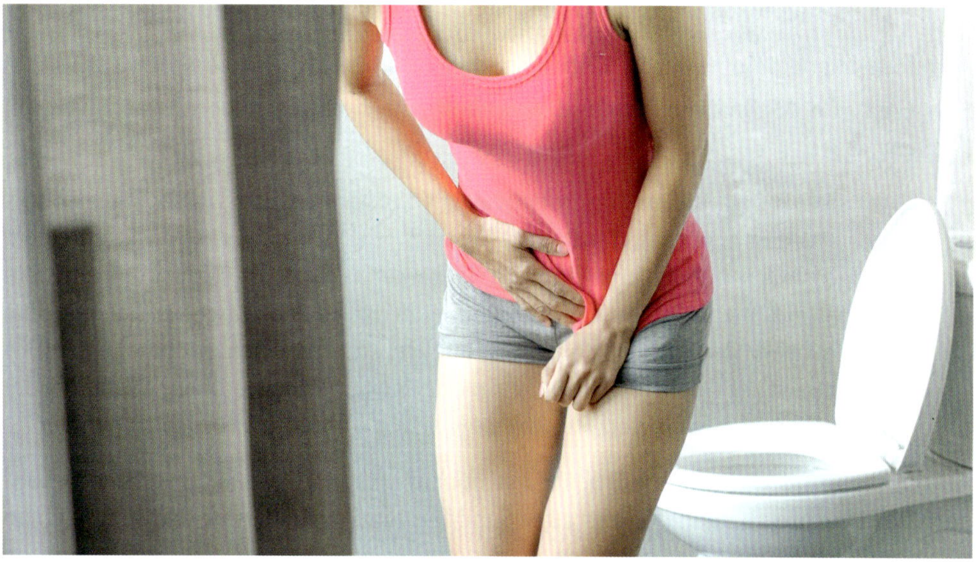

Nahrungsunverträglichkeit, Verstopfung, Appetitmangel, alles schlägt sich auf den Magen. Dies sind in der biologischen Praxis häufig gehörte Beschwerden. Ein unregelmässiges Leben sowie innere und äußere Unruhe begünstigen Verdauungsstörungen.

Natürlich ist es ideal, wenn ein Mensch seine Lebensbedingungen verändern kann. Dies ist jedoch leider oft nicht möglich. Daher sind biologische Medikamente in vielen Fällen die einzige Hilfe, die man in diesem Fall anbieten kann.

Plötzlich auftretender Appetitmangel kann natürlich auf eine Erkrankung hinweisen. An folgende Ursachen sollte man denken:

- Magenschleimhautentzündung
- Magengeschwür
- Karzinome jeder Art und Lokalisation
- Würmer
- Herzinsuffizienz
- Lebererkrankung
- Stoffwechselentgleisung des Diabetikers
- chronische Schmerzzustände

- chronische Vergiftung vor allem mit Digitalis, Opiaten und anderen Schmerzmitteln, Kaffee, Tabak, Autoabgase und Industriegifte
- Psychopathien und Psychosen, möglicherweise ausgelöst durch Milieuwechsel oder durch Trennungsschmerz

Folgende allgemeine Empfehlungen sind sehr nützlich, wenn sie sinnvoll angewandt werden.

- *Die Nahrung soll abwechslungsreich sein!*
  Zu einer gesunden Ernährung gehören auch Salate und Obst. Gewürze sind sehr wertvoll, da sie die Verdauungsdrüsen anregen. Das Essen soll gesalzen aber nicht versalzen sein. Wenn jemand das möchte, ist gegen einen kleinen Aperitif vor dem Essen (Portwein, Ouzo, Campari, Pernot oder Ähnliches) nichts einzuwenden. Morgens eine Tasse Bohnenkaffee erspart manches Herzmittel und schmeckt besser als jede Tablette. Auch das Gläschen Rotwein am Abend oder das Glas Bier zum Essen ist nicht verkehrt. Ein Problem entsteht immer nur aus dem Missbrauch, niemals aus dem vernünftigen Gebrauch dieser Dinge.
- *Die Menge sollte nicht zu gross sein!*
  Heute können viele Menschen nicht mehr so große Portionen essen, weil sie z. B. einen sitzenden Beruf ausüben oder schon älter sind. Sie sind schneller satt und ihre Verdauungsdrüsen haben keine große Leistungsfähigkeit. Daher sind mehrere kleine Mahlzeiten oft wertvoller als einmal am Tag eine Riesenportion.
- *Die Art der Nahrungsaufnahme*
  Das Essen muss gut gekaut werden. Bei Zahnprothesen sollte daher auch der richtige Sitz der Prothese geprüft werden. Wichtig ist, dass ausreichend getrunken wird. Das Essen sollte in einer ruhigen und stressfreien Umgebung eingenommen werden. Insgesamt soll das Essen Freude machen, denn Lebensfreude ist meistens wichtiger als das Einhalten von starren Prinzipien.

Folgende Solunate haben sich bei Appetitmangel bewährt. Sie enthalten Bitterstoffe, welche die Verdauungssäfte und damit den Appetit anregen.

SOLUNAT Nr. 19 Stomachik I	¼ Stunde vor dem Essen 10 Tropfen, Tropfen lange im Mund behalten
SOLUNAT Nr. 8 Hepatik	nach dem Essen 10 Tropfen

Verstopfung

Eine Verstopfung entsteht meistens aus folgenden Ursachen:

- Es steht zu wenig Flüssigkeit zur Verfügung, weil zu wenig getrunken wird,
- Bewegungsmangel
- eine ungenügende Gallenproduktion
- ein träger Darm.

Verstopfung kann natürlich auch Symptom einer Krankheit sein. An folgende Möglichkeiten sollte man denken:

- Abführmittelmissbrauch und hierdurch bedingter Kaliummangel
- Schilddrüsenunterfunktion
- Diabetes mellitus
- Herzinsuffizienz
- Medikamentennebenwirkung (z. B. Atropin, Morphine und Opiate)
- Gehirn- oder Rückenmarksleiden
- Gallensteinleiden
- Darmstenosen infolge von Tumoren
- psychische Einflüsse z. B. eine fremde Toilette, Ekel, ...

Die Behandlung sollte soweit möglich die Ursache berücksichtigen.

Manchmal lassen sich Abführmittel nicht umgehen, sie sollten aber auf keinen Fall eine Dauerlösung darstellen. Die meisten Abführmittel verursachen bei längerem Gebrauch eine Störung des Wasser- und Elektrolythaushalts.

Die Solunatherapie gibt bei Obstipation nachfolgende Empfehlung. Sie bewirkt eine Verbesserung des Galleflusses.

SOLUNAT Nr. 19 Stomachik I	¼ Stunde vor dem Essen 5–10 Tropfen auf Wasser
SOLUNAT Nr. 8 Hepatik	nach dem Essen 10 Tropfen

Fallbeispiel:

Eine 58-jährige Patientin leidet unter chronischer Verstopfung. Nachdem alle „gefährlichen" Ursachen diagnostisch ausgeschlossen wurden, erhielt sie obige Einnahmeempfehlung. Hierauf hat sich die Stuhlfrequenz von 1x wöchentlich auf jeden zweiten Tag verbessert.

Durchfall

Ein Durchfall ist ein relativ häufiges Ereignis. Die Stuhlentleerungen erfolgen häufiger (öfter als 3x täglich), die Stuhlkonsistenz ist flüssig und ungeformt und das Stuhlvolumen ist vergrößert (mehr als 200 g täglich). Ein akuter Durchfall dauert 1–2 Tage, höchstens 1 Woche.

Die Ursachen sind meistens

- ein Infekt
- eine Nahrungsmittelunverträglichkeit
- eine Medikamentennebenwirkung.

Folgende Medikamente verursachen häufig Durchfall:

- Abführmittel
- Antibiotika
- Digitalis
- Diuretika
- Schilddrüsenhormone

Während bei einem Erwachsenen ein Durchfall meistens kein großes Ereignis ist, kann bei Kindern der Elektrolyt- und Flüssigkeitsverlust lebensbedrohlich werden. Daher empfiehlt die WHO für Entwicklungsländer eine Rehydratationslösung. Die Rezeptur finden Sie auf Seite 79. Beachten Sie auch die Moro'sche Karottensuppe. Das Kochrezept finden Sie auf Seite 76.

Grundsätzlich sollte man einen Durchfall als sinnvolle Reaktion des Körpers betrachten, welche der Giftausscheidung dient. Daher unterstützt man den Körper zunächst durch einen Einlauf[56] mit klarem warmem Wasser ohne jeden Zusatz. Friert der Patient, wählt man die Wassertemperatur 1–2 °C höher als die rektale Körpertemperatur. Dann kann die Giftbindung durch die Einnahme von Kaffekohle (Carbo Königsfeld, Hersteller Müller Göppingen) oder mit Heilerde (Luvos Heilerde ultra) erfolgen. Erst danach sollte man sich überlegen, ob man den Durchfall medikamentös stoppen soll.

56 Ein Einlauf kann sehr einfach mit dem Klyso-Gerät der Firma Russka gemacht werden.

Zur „Beruhigung" und damit zur Ausheilung des Darms gibt es folgende Soluna-Empfehlung:

SOLUNAT Nr. 21 Styptik	vormittags und nachmittags mehrmals 5 Tropfen auf etwas Wasser
SOLUNAT Nr. 20 Stomachik II	vor dem Essen 5–10 Tropfen auf etwas Wasser
SOLUNAT Nr. 11 Matrigen II	nach dem Essen 5–10 Tropfen auf etwas Wasser
SOLUNAT Nr. 4 Cerebretik	abends und vor dem Schlafen 10 Tropfen auf Wasser

Wichtig ist auch eine Ernährungspause. Bitte beachten Sie die Ernährungsempfehlungen, welche bei „Magenschleimhautentzündung" (Seite 179) ausgeführt sind.

Fallbeispiel:

Ein 35-jähriger Patient war im Urlaub in Nordafrika. Am kalten Buffet des Hotels gab es viele leckere Sachen, unter anderem auch Tartar. Davon genoss der Patient reichlich. Da er nach einigen Stunden nach Deutschland zurück flog, verging die Reise relativ problemlos. In Deutschland angekommen jedoch setzte ein massiver Durchfall mit Brechen ein. Der Durchfall war wässerig und faulig stinkend. Gleichzeitig erlitt der Patient massive Kreislaufstörungen mit Schwindel. Die Erstbehandlung war Bettruhe und ein Kreislaufmittel (SOLUNAT Nr. 5 Cordiak, mehrmals hintereinander 10 Tropfen auf Würfelzucker). Eine Nahrungskarenz brauchte nicht empfohlen werden, das alleine der Gedanke an Essen dem Patienten schon Brechreiz verursachte.

Zur Entgiftung wurde ein Einlauf mit warmem Wasser gemacht und dann erhielt der Patient Kaffeekohle (mehrmals täglich ½ Teelöffel in Wasser gelöst).

Ab dem 2. Tag wurde der Darm mit SOLUNAT Nr. 20 Stomachik II, 10 Tropfen vor dem Essen, mit SOLUNAT Nr. 8 Hepatik, 10 Tropfen nach dem Essen und mit SOLUNAT Nr. 4 Cerebretik, nachmittags, abends und vor dem Schlafen 10 Tropfen, wieder aufgebaut. Als Nahrung wurde dünne, leicht gesalzene Haferflockensuppe gereicht.

Bereits nach 3 Tagen konnte der Patient, zwar noch müde und erschöpft, wieder in die Arbeit gehen. Dies war für ihn wichtig, da er der Zweigstellenleiter eines großen Möbelhauses war und sich dort unersetzlich fühlte.

Magenschleimhautentzündung

Durch einen Ernährungsfehler kann auch bei einem sonst gesunden Menschen eine akute Verdauungsstörung auftreten. Manchmal wurde auch einfach nur zu viel gegessen, getrunken oder geraucht.

Hauptsymptome sind:
- Druck und Spannungsgefühl im Oberbauch
- Übelkeit und Brechreiz
- eine psychische Verstimmung
- Appetitlosigkeit.

Bei jeder akuten Verdauungsstörung ist es sinnvoll, zunächst einmal eine Essenspause von 1–2 Tagen einzulegen.

Stehen die Schmerzen im Vordergrund, dann ist Kamillentee das Getränk der Wahl. Steht mehr die Übelkeit im Vordergrund, dann wird Pfefferminztee besser vertragen. Aber auch dünner schwarzer Tee wird meist gerne genommen. Die Tees werden nicht gezuckert.

Für die nächsten Tage empfiehlt sich dann leichte Kost, z. B. eine dünne Haferflockensuppe, mit Wasser gekocht und gut gesalzen. Pfefferminztee, Kamillentee oder leichter schwarzer Tee sind weiterhin die Getränke der Wahl. Meistens kann nach kurzer Zeit der Magen bereits wieder vorsichtig belastet werden. Gut verträglich sind dann Kartoffelbrei, Karottensuppe, geschlagene Banane, Quarkspeisen und Pudding. Nach 4–5 Tagen kann man dann bereits wieder kräftigere Speisen wählen.

Medikamentös kann die Heilung von Anfang an wie folgt unterstützt werden:

SOLUNAT Nr. 19 Stomachik I	¼ Stunde vor dem Essen 5–10 Tropfen auf Wasser
SOLUNAT Nr. 4 Cerebretik	nachmittags, abends und vor dem Schlafen je 10 Tropfen

Fallbeispiel

Eine ca. 90-jährige Patientin hat einen nervösen Magen. Bei relativ geringen psychischen Belastungen kann sie nichts mehr essen und hat Magenschmerzen. Neben Ernährungsmaßnahmen („Teepause") wendet sie selbständig die vorstehenden Empfehlungen an. Meistens ist dann ihr Magen in 1–2 Tagen wieder im Lot.

Magengeschwür

Während eine Magenschleimhautentzündung meistens eine akute Krankheit ist, sind Magengeschwüre in der Regel chronisch. Aber es wird gelegentlich auch ein spontan auftretendes Magengeschwür („Stressulcus") beobachtet. Magengeschwüre treten familiär gehäuft auf und sie machen sich häufig im Frühjahr und im Herbst bemerkbar.

Das Hauptsymptom sind die Oberbauchschmerzen. Bereits während der Nahrungsaufnahme kann bei hochsitzenden (cardianahen) Geschwüren ein Schmerz unmittelbar hinter dem Brustbein lokalisiert werden. Sitzt das Geschwür eher am Magenausgang, also in der Nähe des Dünndarms, dann tritt der Schmerz erst 1–2 Stunden nach der Nahrungsaufnahme auf. Kennzeichnend ist auch der nächtliche Hungerschmerz. Er rührt vorwiegend von einer nächtlichen Magensaftüberproduktion her.

Die Magenschmerzen sind beim Magengeschwür in der Regel genau lokalisierbar und oft mit Stuhlverstopfung verbunden.

Bei Ulcuspatienten findet man häufig Zeichen einer vegetativen Unausgeglichenheit, wie z. B. Handschweiß, eine allgemein feuchte Haut, leichtes Zittern. Die Zunge ist in der Regel blank.

Schlecht vertragen werden Stoffe, welche die Salzsäuresekretion des Magens anregen.

Das sind z. B.

- starke Gewürze
- Bratensauce
- frittierte Speisen (z. B. Pommes frittes)
- schwarzer Kaffee und Coca-Cola
- konzentrierter Alkohol
- Rauchen.

Gut vertragen werden meistens Milchprodukte und Eier, da sie die Magensäure abpuffern. Mehrere kleine Mahlzeiten sind in der Regel günstiger als eine große Hauptmahlzeit. Der Magen sollte nicht zu voll und möglichst nie ganz leer sein.

Wichtig ist bei diesen Patienten die Untersuchung des Stuhls auf Blut, da Magengeschwüre nicht selten zu Blutungen neigen.

Beim nicht blutenden Magengeschwür ist folgende Solunatherapie bewährt:

SOLUNAT Nr. 2 Aquavit	morgens 2–3 Tropfen nach dem Frühstück
SOLUNAT Nr. 20 Stomachik II	vor den Mahlzeiten 10 Tropfen auf Wasser

in täglichem Wechsel mit

SOLUNAT Nr. 19 Stomachik I	vor den Mahlzeiten 10 Tropfen auf Wasser
SOLUNAT Nr. 24 Ulcussan	nach dem Essen ¼–½ Teelöffel in Quark verrühren
SOLUNAT Nr. 4 Cerebretik	nachmittags, abends und vor dem Schlafen 10 Tropfen auf Wasser

Wenn **im Stuhl Blut** festgestellt wird, dann ist der Therapieplan wie folgt abzuändern:

SOLUNAT Nr. 2 Aquavit	morgens 2–3 Tropfen nach dem Frühstück
SOLUNAT Nr. 20 Stomachik II	vor den Mahlzeiten 10 Tropfen auf Wasser

in täglichem Wechsel mit

SOLUNAT Nr. 19 Stomachik I	vor den Mahlzeiten 10 Tropfen auf Wasser
SOLUNAT Nr. 24 Styptik	nach dem Essen und zwischen den Mahlzeiten mehrmals täglich 10 Tropfen auf Wasser
SOLUNAT Nr. 4 Cerebretik	nachmittags, abends und vor dem Schlafen 10 Tropfen auf Wassser

Bei **Bluterbrechen** sollten Sie

den Notarzt 112 verständigen.

Frauenheilkunde

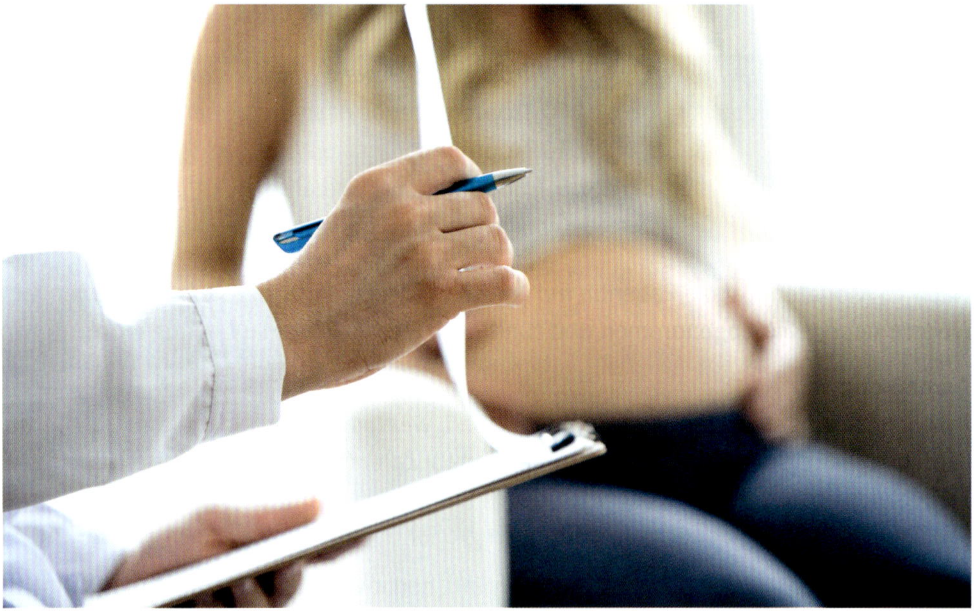

Zu den verlorenen Rezepturen der Erfahrungsheilkunde, die schon immer das Gebiet der weisen Frauen war, zählen vor allem die „großen Frauenmittel“.

Die Heilstoffkombination dieser Solunate wurde aus wertvollen und über Jahrhunderte bewährten Rezepturen entwickelt. Nachfolgend finden Sie einige in der Praxis bewährte Anwendungsbeispiele.

Ausbleibende Regelblutung

Fallbeispiel

Eine 25-jährige Patientin wurde von den verschiedensten Hormonspezialisten behandelt. Anamnestisch ergab sich, dass im Alter von 14 Jahren die erste Blutung auftrat. Als sie danach ca. 6 Monate ausblieb, erhielt die Patientin über einen Zeitraum von ca. 4 Jahren die Pille. Danach wurde die Pille abgesetzt, die Periode stellte sich nicht wieder ein.

Folgende Behandlung wurde durchgeführt:

SOLUNAT Nr. 4 Cerebretik	10 Tropfen abends und zur Nachtruhe, da die Patientin auch unter Schlafstörungen litt
SOLUNAT Nr. 10 Matrigen I akt.	5 Tropfen morgens und abends; die Einnahme wurde über einen Zeitraum von ca. 5 Monaten bis auf 20 Tropfen gesteigert
SOLUNAT Nr. 16 Renalin	10 Tropfen morgens und mittags; die Anamnese zeigte eine Nierenschwäche

Nach ca. 2 Monaten berichtete die Patientin über ein Ziehen im Unterleibsbereich und über Unwohlsein durch Stauungsgefühl im Körper. Sie erhielt nun zusätzlich:

SOLUNAT Nr. 8 Hepatik	10 Tropfen mittags und abends (anstelle von Nr. 16 Renalin)
SOLUNAT Nr. 9 Lymphatik	5 Tropfen morgens, mittags und abends

Nach 5 Monaten stellte sich ein normaler Zyklus ein, der seit über einem Jahr stabil ist. Nur einmal entstand durch akuten Prüfungsstress eine Verzögerung. Hier wurde mit Erfolg SOLUNAT Nr. 4 Cerebretik gegeben.

Starke Regelblutung

SOLUNAT Nr. 11 Matrigen II ret.	5 Tropfen morgens und abends
SOLUNAT Nr. 21 Styptik	5 Tropfen nachmittags und abends während der Periodenblutung

Obwohl eine Patientin seit Jahren unter starken Blutungen litt, war der Einsatz von SOLUNAT Nr. 21 Styptik nur 2 Monate notwendig. SOLUNAT Nr. 11 Matrigen II ret. wurde über ein halbes Jahr gegeben.

Zyste im Unterleibsbereich

Bei der Behandlung von Zysten sollten Sie die Patientin darauf hinweisen, dass es wahrscheinlich notwendig sein wird, die Solunate über einen längeren Zeitraum zu nehmen.

SOLUNAT Nr. 1 Alcangrol	5 Tropfen morgens, mittags und abends
SOLUNAT Nr. 18 Splenetik	5 Tropfen morgens, mittags und abends
SOLUNAT Nr. 9 Lymphatik	5 Tropfen morgens, mittags und abends
SOLUNAT Nr. 16 Renalin	10 Tropfen morgens und mittags

Schwangerschaft und nachgeburtliche Betreuung

Besonders während der Schwangerschaft sollten bei Beschwerden sanfte Naturheilmittel eingesetzt werden, um das Ungeborene nicht unnötig zu belasten. Darüber hinaus stärken die ganzheitlich wirkenden Solunate den mütterlichen Organismus und lassen Schwangerschaft und Geburt problemloser verlaufen. Natürlich sollte eine regelmäßige gynäkologische Kontrolle erfolgen.

Bei allgemeiner Schwäche und Appetitlosigkeit

SOLUNAT Nr. 2 Aquavit	5 Tropfen morgens und mittags vor dem Essen

Hämorrhoiden/Krampfadern

SOLUNAT Nr. 8 Hepatik	10 Tropfen mittags und abends
SOLUNAT Nr. 9 Lymphatik	10 Tropfen morgens und abends
SOLUNAT Nr. 16 Renalin	10 Tropfen morgens und mittags

Juckreiz

Fallbeispiel

Eine 35-jährige Patientin hatte im dritten Schwangerschaftsmonat starken Juckreiz, besonders ausgeprägt in der Bauchgegend, auf den Oberschenkeln und den Brüsten. Der gynäkologische Befund war unauffällig, die Patientin fühlte sich sonst recht wohl, lebte gesund, trank keinen Alkohol und rauchte nicht.

Folgende Solunate wurden verordnet:

SOLUNAT Nr. 8 Hepatik	10 Tropfen mittags und abends
SOLUNAT Nr. 9 Lymphatik	10 Tropfen morgens und abends
SOLUNAT Nr. 16 Renalin	10 Tropfen morgens und mittags
LUNASOL Kinderbalsam	Anwendung nach Bedarf

Bereits nach wenigen Tagen besserte sich der Juckreiz. Nach 4 Wochen waren die Beschwerden verschwunden und traten bis zur Geburt nicht wieder auf.

Anmerkung: Bei Juckreiz ist oft auch das Lunasol-Johanniskrautöl als Einreibung hilfreich.

Schwangerschaftsübelkeit

SOLUNAT Nr. 2 Aquavit	2–3x täglich 5 Tropfen
SOLUNAT Nr. 8 Hepatik	10 Tropfen mittags und abends nach dem Essen

Anmerkung

Das SEA-Band stimuliert den Akupunkturpunkt PC6 Neiguan. Es beruhigt Übelkeit und Erbrechen.

Wassereinlagerungen

SOLUNAT Nr. 5 Cordiak	10 Tropfen morgens und mittags
SOLUNAT Nr. 9 Lymphatik	10 Tropfen morgens und abends
SOLUNAT Nr. 16 Renalin	10 Tropfen morgens und vormittags auf Goldrutentee

Vorzeitige Wehen

SOLUNAT Nr. 4 Cerebretik	10 Tropfen abends und zur Nacht, es erfolgt eine Beruhigung über das Nervensystem
SOLUNAT Nr. 11 Matrigen II ret.	5 Tropfen morgens und abends
SOLUNAT Nr. 16 Renalin	5 Tropfen vormittags und vor dem Mittagessen

Körperliche und psychische Erschöpfung nach der Geburt

SOLUNAT Nr. 3 Azinat	5 Tropfen morgens und abends
SOLUNAT Nr. 4 Cerebretik	5–10 Tropfen abends und vor dem Einschlafen
SOLUNAT Nr. 17 Sanguisol *oder* SOLUNAT Nr. 2 Aquavit	5 Tropfen morgens und mittags

Brustentzündung

SOLUNAT Nr. 3 Azinat	5–10 Tropfen alle 2–3 Stunden tagsüber
SOLUNAT Nr. 9 Lymphatik	10 Tropfen morgens, mittags und abends
SOLUNAT Nr. 16 Renalin	10 Tropfen morgens, mittags und abends
Azinatsalbe	vorsichtig auftragen

Anmerkung

Das Stillen sollte fortgesetzt werden.

Rückbildungsprobleme

SOLUNAT Nr. 2 Aquavit	10 Tropfen morgens und mittags nach dem Essen
SOLUNAT Nr. 11 Matrigen II ret.	10 Tropfen morgens und abends
SOLUNAT Nr. 16 Renalin	10 Tropfen morgens und mittags vor dem Essen

Stillprobleme durch mangelnde Milchbildung

Die Milchbildung kann nur dann richtig funktionieren, wenn ausreichend getrunken wird. Wertvoll ist der Weleda Milchbildungstee, aber auch Tees aus Kümmel, Fenchel und Koriander. Im übrigen ist der Saugreiz entscheidend, da hierdurch die Prolaktinbildung in der Hypophyse stimuliert wird.

Folgende Solunate sind bei mangelnder Milchbildung angezeigt:

SOLUNAT Nr. 2 Aquavit	5 Tropfen morgens und mittags
SOLUNAT Nr. 4 Cerebretik	10 Tropfen abends und vor der Nachtruhe
SOLUNAT Nr. 16 Renalin	5 Tropfen morgens und mittags (bringt „die Säfte in Fluß")

Beschwerden nach der Geburt

Fallbeispiel

Bei einer Patientin bildete sich nach der Geburt des dritten Kindes der Uterus nicht mehr zurück. Sie hatte außerdem Beschwerden durch eine Reizblase, klagte über ein starkes Erschöpfungsgefühl und eine erhöhte Infektanfälligkeit nach der Geburt. Sie erhielt über einen Zeitraum von 2 Monaten:

SOLUNAT Nr. 3 Azinat	5 Tropfen morgens, mittags und abends
SOLUNAT Nr. 11 Matrigen II ret.	5 Tropfen morgens und abends
SOLUNAT Nr. 16 Renalin	5 Tropfen morgens, mittags und abends

Nach einer 2-monatigen Behandlung waren sowohl die Blasenbeschwerden verschwunden als auch eine Rückbildung des Uterus eingetreten.

Hautkrankheiten

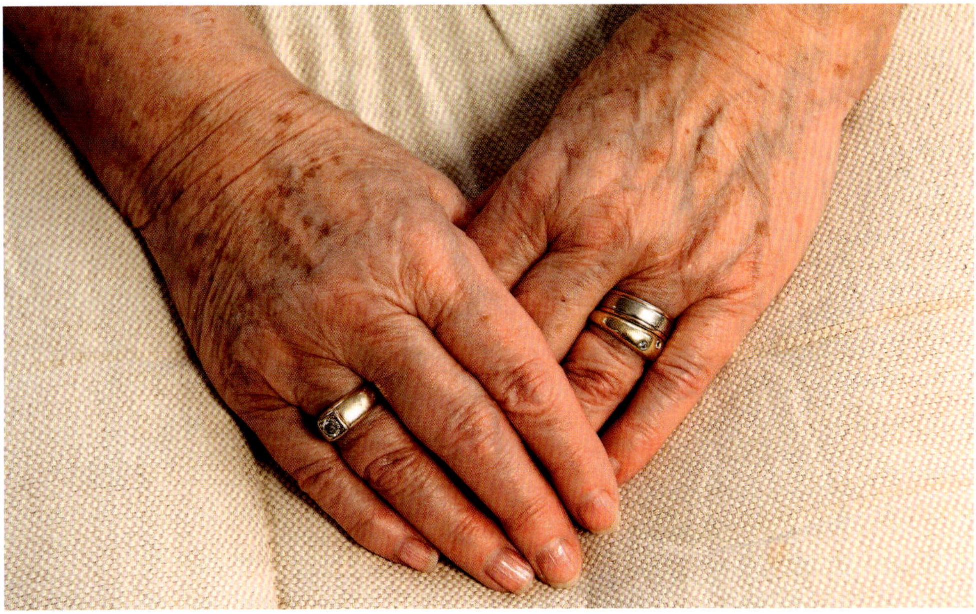

In der naturheilkundlichen Praxis erscheinen häufig Patienten mit Hautproblemen, denen schulmedizinisch nicht wirklich geholfen werden konnte. Eine dauerhafte Hilfe bei Hauterkrankungen kann nur dann erfolgen, wenn die Ursachen behandelt werden. Hierzu muss das Säftemilieu des Körpers bereinigt und belastende Schadstoffe müssen ausgeschieden werden.

Grundsätzlicher Therapieplan für Hautkrankheiten

SOLUNAT Nr. 4 Cerebretik	10 Tropfen abends, um die Nachtruhe zu sichern
SOLUNAT Nr. 6 Dyscrasin	5 Tropfen morgens und abends
SOLUNAT Nr. 8 Hepatik	10 Tropfen mittags und abends nach dem Essen zur Giftausscheidung durch die Leber
SOLUNAT Nr. 16 Renalin	5 – 10 Tropfen morgens und mittags zur Giftausscheidung durch die Niere
LUNASOL Kindercreme	vor allem nachts zur Regeneration der Haut
LUNASOL Kinderbalsam	tagsüber zur Stillung von Juckreiz

Neurodermitis

SOLUNAT Nr. 4 Cerebretik	2x 5–10 Tropfen vor der Nachtruhe (bei Bedarf)
SOLUNAT Nr. 6 Dyscrasin	5 Tropfen morgens, mittags und abends
SOLUNAT Nr. 8 Hepatik	10 Tropfen mittags und abends nach dem Essen
SOLUNAT Nr. 9 Lymphatik	5–10 Tropfen morgens und abends
SOLUNAT Nr. 16 Renalin	10 Tropfen jeweils morgens und mittags vor dem Essen
LUNASOL Kindercreme	vor allem nachts zur Regeneration der Haut
LUNASOL Kinderbalsam	tagsüber zur Stillung von Juckreiz

Fallbeispiel

Ein 7-jähriges Mädchen kam als Patientin in die Praxis. Im Alter von 4 Jahren war bei ihr eine Neurodermitis ausgebrochen. Nach verschiedenen naturheilkundlichen Behandlungen war das Kind beinahe symptomfrei. Nach der Einschulung im September zeigten sich jedoch wieder kleine Herde in den Ellenbeugen und am Hals. Nachdem eine Ohrenentzündung mit Antibiotika behandelt worden war, kam es zu einem sehr heftigen Ausbruch, die Haut war entzündet, juckend und schließlich über große Flächen auch blutend. Das Kind war überempfindlich, weinte schnell, hatte Schlafstörungen und konnte tagelang nicht zur Schule gehen.

Folgender Therapieplan wurde angewendet:

SOLUNAT Nr. 4 Cerebretik	5 Tropfen vor der Nachtruhe brachten regelmäßigen Schlaf
SOLUNAT Nr. 6 Dyscrasin	3–5 Tropfen morgens und abends
SOLUNAT Nr. 14 Polypatik	3 Tropfen morgens und abends für die immer noch latent vorhandenen Ohrenschmerzen
SOLUNAT Nr. 9 Lymphatik	5 Tropfen morgens und abends
LUNASOL Kinderbalsam	zur Regeneration der Haut

Neben der Behandlung mit den Solunaten brachte der LUNASOL Kinderbalsam bereits nach drei Tagen eine erste Besserung des Hautbildes. Nach einer 4-wöchigen Behandlung waren kaum noch Spuren der heftigen Hautentzündung zu sehen.

Akne

SOLUNAT Nr. 6 Dyscrasin	5 Tropfen morgens und abends
SOLUNAT Nr. 8 Hepatik	10 Tropfen mittags und abends nach dem Essen

SOLUNAT Nr. 9 Lymphatik	5 Tropfen morgens und nachmittags
SOLUNAT Nr. 16 Renalin	10 Tropfen morgens und mittags vor dem Essen
SOLUNAT Nr. 25 Azinat-Salbe	morgens und abends auf die entzündeten Hautstellen auftragen

Empfehlung
Die Ernährung sollte auf überwiegend pflanzliche Kost umgestellt werden. Auf ein Übermaß von tierischen Fetten und Zucker sollte verzichtet werden.

Ekzeme

SOLUNAT Nr. 6 Dyscrasin	5 Tropfen morgens und abends
SOLUNAT Nr. 9 Lymphatik	5–10 Tropfen morgens und abends
SOLUNAT Nr. 16 Renalin	10 Tropfen morgens und mittags
SOLUNAT Nr. 25 Azinat-Salbe	2x täglich auf besonders stark entzündete Hautstellen
LUNASOL Kindercreme	zur Regeneration der Haut
LUNASOL Kinderbalsam	tagsüber zur Stillung von Juckreiz

Abszess

SOLUNAT Nr. 3 Azinat	5 Tropfen morgens, mittags und abends
SOLUNAT Nr. 9 Lymphatik	5 Tropfen morgens, mittags und abends
SOLUNAT Nr. 16 Renalin	5 Tropfen morgens und mittags
SOLUNAT Nr. 25 Azinat-Salbe	3–4x täglich auftragen

Hautentzündung

Für Hautentzündungen kann allgemein folgender Therapieplan angewendet werden:

SOLUNAT Nr. 3 Azinat	5 Tropfen morgens, mittags und abends
SOLUNAT Nr. 6 Dyscrasin	10 Tropfen vormittags
SOLUNAT Nr. 9 Lymphatik	10 Tropfen abends
SOLUNAT Nr. 16 Renalin	10 Tropfen nachmittags

Sehr hilfreich sind Lunasol Ringelblumenblüten-Öltinktur, Kamillenblüten-Öltinktur und Johanniskrautöl. Für die vorsichtige Reinigung im Gesicht kann das Lunasol Rosenblüten-Destillat sehr gut verwendet werden

Herz-Kreislauf-Erkrankungen

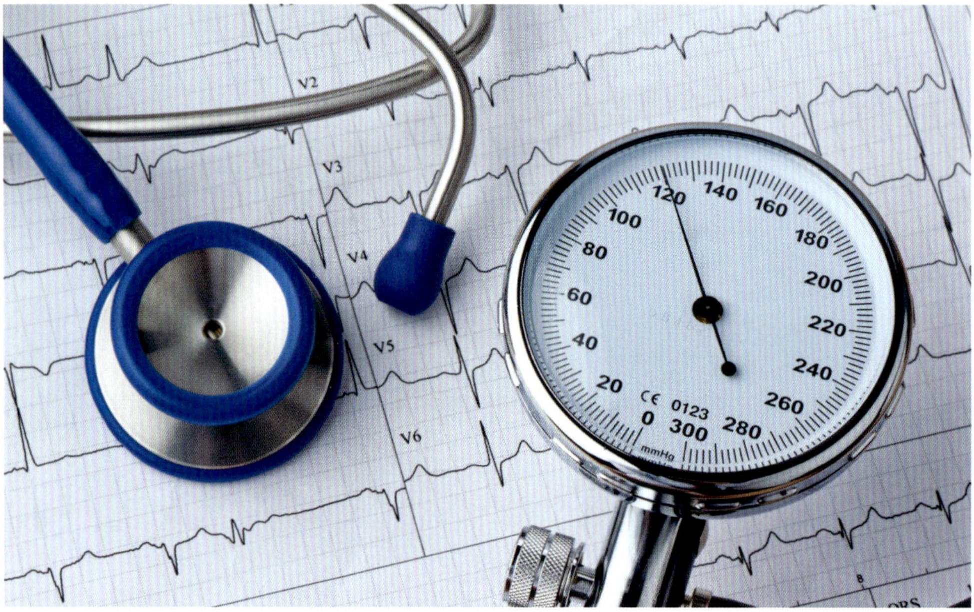

Patienten mit Herz- und Kreislaufproblemen sind in der Naturheilpraxis oft anzutreffen. Dafür gibt es in unserer heutigen Zeit unter anderem folgende Gründe:

- Verlust des eigenen Rhythmus
- zunehmende Stressbelastungen in Beruf und Familie
- Ängste und andere seelische Belastungen
- höhere Lebenserwartung und dadurch altersbedingte Herzleistungsschwäche
- Schadstoffbelastung durch Umwelt
- eine falsche Lebensweise.

Bei allen nachfolgenden Therapievorschlägen handelt es sich um eine Therapie, die je nach Alter und Allgemeinzustand des Patienten mindestens über einige Monate durchgeführt werden sollte. Besonders ältere Menschen können die Mittel als sanfte Begleitung für ein besseres und aktiveres Lebensgefühl gefahrlos ständig einnehmen.

Hypotonie

Bei niedrigem Blutdruck kann mehr Kochsalz verwendet werden. Kochsalz hält Wasser im Körper zurück. Dies erhöht den Blutdruck.

SOLUNAT Nr. 5 Cordiak *oder* SOLUNAT Nr. 17 Sanguisol	5 Tropfen morgens und mittags
SOLUNAT Nr. 4 Cerebretik	5–10 Tropfen abends und zur Nacht

Hypertonie

Bei hohem Blutdruck sollte weniger Kochsalz verwendet werden. Ganz auf Kochsalz zu verzichten, ist nicht sinnvoll, da Natrium und Chlorid im Körper sehr wichtige Aufgaben erfüllen.

SOLUNAT Nr. 9. Lymphatik	5 Tropfen morgens und abends besonders bei Wasseransammlung im Körper
SOLUNAT Nr. 14 Polypatik	5 Tropfen morgens und abends
SOLUNAT Nr. 16 Renalin	5 Tropfen morgens und mittags

Angina pectoris

SOLUNAT Nr. 4 Cerebretik	10 Tropfen abends und vor der Nachtruhe
SOLUNAT Nr. 5 Cordiak	5 Tropfen mittags und nachmittags
SOLUNAT Nr. 14 Polypatik	5 Tropfen morgens und mittags
SOLUNAT Nr. 17 Sanguisol	5 Tropfen morgens

Altersherz

SOLUNAT Nr. 4 Cerebretik	10 Tropfen abends und vor der Nachtruhe
SOLUNAT Nr. 5 Cordiak	5 Tropfen morgens und mittags

Nervöse Herzbeschwerden/Herzangst

SOLUNAT Nr. 5 Cordiak	5 Tropfen morgens und mittags
SOLUNAT Nr. 14 Polypathik	5 Tropfen morgens und mittags

Zusätzlich bei gleichzeitigem Hochdruck:

SOLUNAT Nr. 4 Cerebretik	5 – 10 Tropfen abends und vor der Nachtruhe

Herz-Kreislaufschwäche nach Operationen oder schweren Erkrankungen

SOLUNAT Nr. 2 Aquavit	5 Tropfen morgens und mittags
SOLUNAT Nr. 5 Cordiak	5 Tropfen morgens und vormittags
SOLUNAT Nr. 4 Cerebretik	10 Tropfen abends und vor der Nachtruhe
SOLUNAT Nr. 3 Azinat	5 Tropfen morgens und abends zur Stabilisierung des Immunsystems

Roemheld-Syndrom

Wichtig ist, dass nicht zu spät zu Abend gegessen wird. Abends sollte auf zu fette und blähende Speisen verzichtet werden.

SOLUNAT Nr. 5 Cordiak	5 Tropfen morgens und vormittags
SOLUNAT Nr. 19 Stomachik I	10 Tropfen vor jeder Mahlzeit
SOLUNAT Nr. 8 Hepatik	10 Tropfen nach jeder Mahlzeit
SOLUNAT Nr. 4 Cerebretik	10 Tropfen abends und vor der Nachtruhe

Herzrhythmusstörungen

SOLUNAT Nr. 17 Sanguisol	5 Tropfen morgens
SOLUNAT Nr. 5 Cordiak	5 Tropfen mittags vor dem Essen
SOLUNAT Nr. 14 Polypathik	5 Tropfen vormittags und nachmittags
SOLUNAT Nr. 4 Cerebretik	2–3x 10 Tropfen abends und zur Nachtruhe

Herzmuskelschwäche

SOLUNAT Nr. 5 Cordiak	5 Tropfen morgens und mittags
SOLUNAT Nr. 16 Renalin	10 Tropfen morgens und vormittags
SOLUNAT Nr. 18 Splenetik	5 Tropfen vormittags und vor dem Abendessen
SOLUNAT Nr. 4 Cerebretik	10 Tropfen abends und zur Nachtruhe

Herzangst ohne organischen Befund

SOLUNAT Nr. 5 Cordiak	5 Tropfen morgens und mittags
SOLUNAT Nr. 14 Polypathik	5 Tropfen vormittags und nach dem Mittagessen
SOLUNAT Nr. 4 Cerebretik	10 Tropfen abends und zur Nachtruhe

Cardiale Ödeme

SOLUNAT Nr. 5 Cordiak	5 Tropfen morgens und mittags
SOLUNAT Nr. 9 Lymphatik	10 Tropfen vormittags und vor dem Abendessen
SOLUNAT Nr. 16 Renalin	10 Tropfen morgens und mittags
SOLUNAT Nr. 4 Cerebretik	10 Tropfen abends und zur Nachtruhe

Kinderkrankheiten

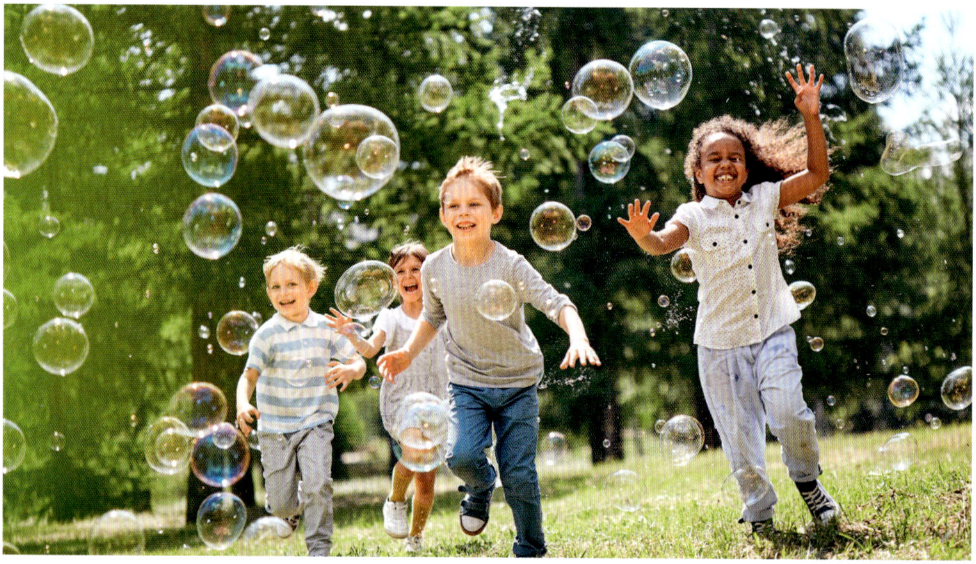

Die Kindheit ist eine Phase stürmischer Entwicklung. Die für diese Zeit typischen körperlichen Beschwerden lassen sich sehr gut mit den Solunaten behandeln. Die Dosierung sollte immer der kindlichen Entwicklung, seiner Konstitution und dem Lebensalter angepasst werden.

Säuglinge

Blähungen und/oder Bauchkoliken

SOLUNAT Nr. 4 Cerebretik	1 Tropfen vor jedem Stillen auf die Brustwarzen verteilen; bei Flaschenkindern den Schnuller mit einem Tropfen bestreichen
zudem für die Mutter SOLUNAT Nr. 4 Cerebretik	10 Tropfen abends

Unruhezustände/Zahnbeschwerden

SOLUNAT Nr. 4 Cerebretik	bis zu 3x 2 Tropfen täglich einem Getränk beimischen

Alltagsbeschwerden bei Klein- und Schulkindern

(bei Kindern über 10 Jahre wählt man eine entsprechend höhere Dosierung)

Appetitlosigkeit/Rekonvaleszenz/Schulmüdigkeit

SOLUNAT Nr. 2 Aquavit	2x 5 Tropfen morgens und mittags
SOLUNAT Nr. 3 Azinat	2x 5 Tropfen morgens und abends

Heftiges Nasenbluten

SOLUNAT Nr. 21 Styptik	5 Tropfen, jede weitere 10 Minuten nochmals 5 Tropfen, insgesamt 3x einnehmen lassen 10 Tropfen in etwas Wasser geben, Q-Tip eintauchen und Nase von innen vorsichtig betupfen

Zusätzlich Nasenschleimhaut mit Bepanthen Nasensalbe geschmeidig halten, nachdem die Blutung steht.

Angstzustände (z. B. Schulangst)

SOLUNAT Nr. 4 Cerebretik	3–5 Tropfen vor dem Zubettgehen

Konzentrationsmangel

SOLUNAT Nr. 2 Aquavit	3 Tropfen morgens und mittags
SOLUNAT Nr. 4 Cerebretik	3–5 Tropfen abends

Körperliche Bewegung ist wichtiger als Fernsehen und Computerspiele.

Erkältungskrankheiten

Vorbeugend

SOLUNAT Nr. 3 Azinat	2–5 Tropfen morgens und abends über 4 Wochen, im Herbst beginnen

Grundtherapie

Ohne Fieber:

SOLUNAT Nr. 3 Azinat	4 Tropfen morgens, mittags und abends

Mit Fieber:

SOLUNAT Nr. 7 Epidemik	4 Tropfen über den Tag verteilt
SOLUNAT Nr. 4 Cerebretik	5 Tropfen morgens, mittags und abends

Bei Schnupfen zusätzlich:

SOLUNAT Nr. 16 Renalin	5 Tropfen morgens

Bei Halsschmerzen zusätzlich, wenn die Halslymphknoten geschwollen sind:

SOLUNAT Nr. 9 Lymphatik	5 Tropfen morgens, mittags und abends

Bei Husten zusätzlich:

SOLUNAT Nr. 15 Pulmonik	5 Tropfen morgens und abends auf Bronchialtee oder Wasser
SOLUNAT Nr. 16 Renalin	5 Tropfen morgens
SOLUNAT Nr. 29 Äth. Essenz II	2x täglich einreiben

Ohrenschmerzen:

SOLUNAT Nr. 4 Cerebretik	3 – 5 Tropfen morgens, mittags und abends
SOLUNAT Nr. 16 Renalin	5 Tropfen morgens
SOLUNAT Nr. 28 Äth. Essenz I	morgens, mittags und abends hinter dem Ohr vorsichtig auftragen
Abschwellende Nasentropfen	Bei Bedarf

Abschwellende Nasentropfen
öffnen nicht nur die verstopfte Nase sondern auch den Verbindungsggang zwischen Nasenrachenraum und dem Mittelohr (Eustachische Röhre). Hierdurch funktioniert der Druckausgleich des Mittelohrs wieder. Meistens werden dann die Ohrenschmerzen besser.

Fallbeispiel

Ein 5 Jahre alter Junge kam wegen chronischer Bronchitis in die Praxis. Drei Wochen zuvor hatte er eine Otitis media durchgemacht, die mit Antibiotika behandelt wurde. Seitdem hat er verstärkt nachts Krampfhusten und tagsüber Abgeschlagenheitsgefühl.

Er wurde wie folgt behandelt.

SOLUNAT Nr. 3 Azinat	5 Tropfen morgens, mittags und abends zur Stabilisierung des Immunsystems
SOLUNAT Nr. 4 Cerebretik	5 Tropfen abends vor dem Einschlafen
SOLUNAT Nr. 15 Pulmonik	5 Tropfen morgens und abends wegen der chronischen Bronchitis
SOLUNAT Nr. 16 Renalin	5 Tropfen morgens zur besseren Giftausleitung

Diese Behandlung wurde 4 Wochen durchgeführt. Nach Absetzen der Therapie kam es nach 4 Wochen zu Halsschmerzen mit Ziehen zum Ohr hin. Die Halslymphknoten waren stark angeschwollenen. Nach einer wöchentlichen Gabe von

SOLUNAT Nr. 3 Azinat	5 Tropfen morgens, mittags und abends
SOLUNAT Nr. 9 Lymphatik	5 Tropfen morgens und abends

war der Junge beschwerdefrei.

Nach 4 Wochen ereignete sich ein Rückfall und der Junge bekam 39°C Fieber. Der Therapieplan wurde nun wie folgt geändert:

SOLUNAT Nr. 7 Epidemik	3x 5 Tropfen über den Tag verteilt bis zur Fieberfreiheit

Nach 2 Tagen war das Kind fieberfrei.

Nun wurde die ursprüngliche Therapie fortgesetzt.

SOLUNAT Nr. 3 Azinat	3x 5 Tropfen über den Tag verteilt
SOLUNAT Nr. 9 Lymphatik	5 Tropfen morgens und abends

Auch nach über 6 Monaten war das Kind noch ohne gesundheitliche Probleme.

Pollenallergie

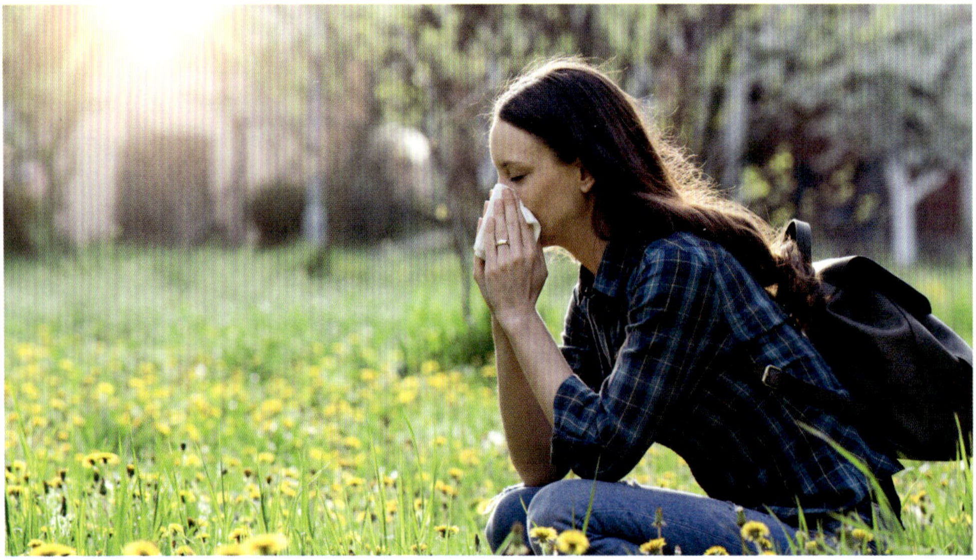

Mit den Solunaten haben Sie als Behandler die Möglichkeit, die Reaktionslage des Patienten auf lange Sicht umzustimmen und die Schwere eines akuten Schubs zu verringern. Es liegen Praxiserfahrungen vor, die zeigen, dass bei mehrmals eingesetzter Umstimmungstherapie die allergischen Reaktionen in den folgenden Jahren deutlich gebessert, zum Teil sogar ganz beseitigt werden konnten.

Während des akuten Schubs

SOLUNAT Nr. 4 Cerebretik	5 Tropfen mittags, nachmittags und abends
SOLUNAT Nr. 16 Renalin	10 Tropfen morgens und mittags

Zusätzlich empfiehlt sich die Einnahme von Schwarzkümmelölkapseln (Nahrungsergänzungsmittel), eine Kapsel mehrmals täglich.

Zusätzlich bei starker Müdigkeit

SOLUNAT Nr. 2 Aquavit	5 Tropfen morgens und mittags

Wenn SOLUNAT Nr. 4 Cerebretik tagsüber eingenommen wird, dann sollte zwischen beiden Mitteln ein Abstand eingehalten werden, z. B. SOLUNAT Nr. 2 Aquavit vor und SOLUNAT Nr. 4 Cerebretik nach dem Essen einnehmen.

Zusätzlich bei asthmatischer Atmung

SOLUNAT Nr. 4 Cerebretik	5 Tropfen tagsüber und abends nach Bedarf
SOLUNAT Nr. 15 Pulmonik	10 Tropfen morgens, mittags und abends

Zusätzlich empfehlen sich während des akuten Pollenallergieschubes entsprechende Homöopathika. Die Patienten sollten ausreichend trinken und Reizstoffe wie Kaffee und stärkere Alkoholika meiden. Ein lacto-vegetabile Ernährung ist zu empfehlen.

Fallbeispiel

Ein sportlicher und aktiver Mann mit 42 Jahren litt seit 5 Jahren an einer Pollenallergie gegen Frühblüher. Er kommt in die Praxis mit asthmatischer Atmung und stark geröteten Augen sowie Hautjucken. Am Tag zuvor kam es beim Sport zu einem asthmatischen Anfall mit sehr starker Luftnot und Schweißausbrüchen. Der Patient litt seit mehreren Monaten unter starker Flatulenz sowie untertags an Abgeschlagenheit.

Er wurde wie folgt behandelt:

SOLUNAT Nr. 4 Cerebretik	5 Tropfen morgens und mittags und abends
SOLUNAT Nr. 8 Hepatik	5 Tropfen mittags und abends nach dem Essen
SOLUNAT Nr. 15 Pulmonik	5 Tropfen morgens, mittags und abends
SOLUNAT Nr. 16 Renalin	10 Tropfen morgens
SOLUNAT Nr. 17 Sanguisol	5 Tropfen morgens

Der Patient fühlte sich nach 2 Tagen deutlich besser. Die Behandlung wurde 6 Wochen durchgeführt. Er konnte seinen sportlichen Aktivitäten wieder nachgehen. Für seine geröteten und juckenden Augen wurden ihm Euphrasia Augentropfen (WALA) empfohlen.

Fallbeispiel

Ein 8-jähriges Mädchen hatte eine sehr stark ausgeprägte Allergie gegen Frühblüher. Sie litt unter starkem Jucken und Entzündungen aller Schleimhäute, selbst im Genitalbereich. Sie kommt einen Tag nach einem asthmatischen Anfall mit rasselnder Atmung und stark geröteten Augen zur Behandlung.

Sie wurde wie folgt behandelt:

SOLUNAT Nr. 4 Cerebretik	5 Tropfen vormittags, nachmittags und abends
SOLUNAT Nr. 3 Azinat	5 Tropfen morgens, mittags und abends
SOLUNAT Nr. 15 Pulmonik	5 Tropfen morgens, mittags und abends
SOLUNAT Nr. 16 Renalin	5 Tropfen morgens

Zusätzlich erhielt sie eine Gabe von Apis C 200 Globuli.

Sie fühlte sich noch am gleichen Tag deutlich wohler. Die Behandlung wurde während der gesamten Pollenflugzeit der Frühblüher durchgeführt. Bei starker Augenrötung erhielt sie Euphrasia Augentropfen (WALA).

Die Mutter berichtete, dass die Allergie deutlich geringer als all die Jahre zuvor verlief.

Vorschläge zur Umstimmungstherapie

Zunächst empfiehlt sich eine 4-wöchige Ausleitung mit:

SOLUNAT Nr. 3 Azinat	5 Tropfen morgens und abends zur Stabilisierung des Immunsystems
SOLUNAT Nr. 8 Hepatik	10 Tropfen nach dem Abendessen
SOLUNAT Nr. 9 Lymphatik	5 Tropfen morgens und abends
SOLUNAT Nr. 16 Renalin	5 Tropfen morgens und vormittags

Wenn die Pollenallergie bereits viele Jahre besteht kommt noch hinzu:

SOLUNAT Nr. 18 Splenetik	5 Tropfen morgens und abends

Wenn zusätzlich ein Hautleiden vorliegt kommt noch hinzu:

SOLUNAT Nr. 6 Dyscrasin	5 Tropfen morgens und abends

Wenn im Herbst die vorstehende Ausleitung durchgeführt wurde, dann empfiehlt sich ca. 4 Wochen vor der zu erwartenden Pollenallergie die Gabe von:

SOLUNAT Nr. 3 Azinat	5 Tropfen morgens und abends
SOLUNAT Nr. 4 Cerebretik	10 Tropfen abends vor dem Zubettgehen

Fallbeispiel

Ein 46 Jahre alter Patient leidet seit 15 Jahren an einer Allergie gegen Hasel-, Weide- und Birkenpollen. Er hat ein nicht juckendes Trockenekzem auf den Augenlidern, am Handrücken und an den Schienbeinen.

Über 2 Jahre wurde ab September eine Ausleitungstherapie mit zusätzlich SOLUNAT Nr. 6 Dyscrasin durchgeführt. Im 2. Jahr wurde zusätzlich SOLUNAT Nr. 18 Splenetik eingesetzt.

Das Hautleiden war nach 2 Jahren ganz verschwunden. Die Frühblüherallergie ist nur noch auf Birkenblüte beschränkt. Augenbrennen und Fließschnupfen ließen sich mit Euphrasia-Augentropfen (WALA) und homöopathisch mit Cepa C 30 nahezu vollständig beseitigen.

Fallbeispiel

Eine 52-jährige Patientin war allergisch auf Gräserpollen. Zunächst wurde sie mit Einzelhomöopathie behandelt. Seit 4 Jahren führt sie im Herbst und im Frühling die oben beschriebene Ausleitungstherapie mit SOLUNAT Nr. 18 Splenetik durch.

Seit letztem Sommer sind die Beschwerden nur noch so gering, dass Euphrasia Augentropfen (WALA) und bei gelegentlichen Niesattacken die mehrmalige Gaben von Rescue Remedy (Bachblütentherapie) in zehnminütigen Abständen ausreichen, um ihr Wohlbefinden zu sichern.

Rheuma

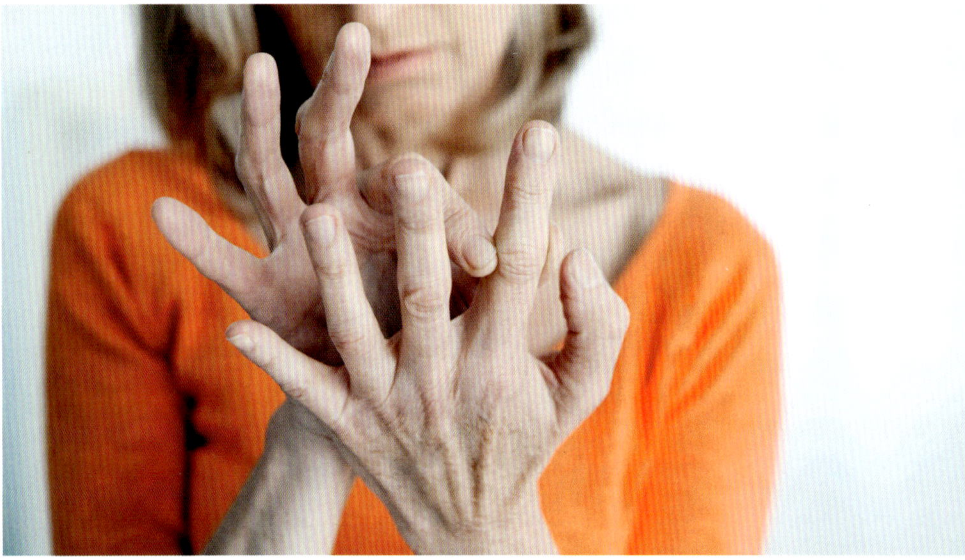

Rheuma ist ein Sammelbegriff für schmerzhafte Muskel- und Gelenkerkrankungen, unabhängig von der Ursache. Aber auch einige Organerkrankungen werden dem rheumatischen Formenkreis zugerechnet.

Eine sehr häufige rheumatische Erkrankung des Muskelsystems ist die Fibromyalgie. Eine rheumatische Erkrankungen innerer Organe sind z. B. Lupus erythematodes und die Sklerodermie. Sogar die Stoffwechselstörung „Gicht" wird unter die rheumatischen Erkrankungen eingeordnet.

Als mögliche Ursachen für Rheuma werden diskutiert:

- ererbte Veranlagung
- ungesunde Lebensweise
- Stoffwechselstörung z. B. Übersäuerung
- seelische Belastungen
- Folgen eines Infektes.

Zusammengefasst kann man sagen:

- Obwohl Rheuma seit dem Altertum bekannt ist, weiß niemand genau, wo Rheuma herkommt.
- Die Schulmedizin kann mit Schmerzmitteln und Immunsuppressiva zwar die Schmerzen lindern, aber sie kann rheumatische Erkrankungen nicht heilen.

Daher begegnen uns in der naturheilkundlichen Praxis verzweifelte Patienten, die als „austherapiert" gelten. Das bedeutet, die Schulmedizin weiß nicht mehr, was sie mit diesen Menschen machen soll. Hier kann man mit den Solunaten noch viel Gutes bewirken.

Spagyrische Heilmittel sind zur alleinigen Therapie ebenso wie zur Begleittherapie bei rheumatischen Krankheiten geeignet. Aus dem weiten Feld der rheumatischen Krankheiten wurden einige häufige rheumatische Erkrankungen herausgegriffen und jeweils ein Fallbeispiel gewählt.

Arthrose

Fallbeispiel

Eine normalgewichtige 49-jährige Patientin berichtet über Schmerzen in der rechten Hüfte, besonders morgens bei feucht-kaltem Wetter und bei körperlicher Belastung. Immer wieder kommt es zu Ischialgien, die mit Schmerzmitteln und Stufenlagerung behandelt wurden.

Eine Arthrose des Hüftgelenks ist seit 6 Jahren bekannt. Mit 44 Jahren wurde bereits das Hüftgelenk operiert. Danach hatte die Patientin 10 kg abgenommen und führt ein regelmäßiges Bewegungsprogramm durch.

Die Patientin bekam folgende Solunate verordnet:

SOLUNAT Nr. 8 Hepatik	10 Tropfen nach dem Abendessen
SOLUNAT Nr. 9 Lymphatik	5 Tropfen morgens und nachmittags
SOLUNAT Nr. 16 Renalin	10 Tropfen morgens und mittags.

Diese Ausleitungstherapie führt sie sowohl im Frühjahr als auch im Herbst jeweils über zwei Monate durch.

Juveniles Rheuma

Fallbeispiel

Die Eltern eines 6 Jahre alten Jungen kommen mit der Bitte in die Praxis, ihr Kind neben der schulmedizinischen Behandlung naturheilkundlich zu betreuen. Es geschieht in Absprache mit dem Hausarzt und den behandelnden Klinikärzten.

Der Junge hat 6 Wochen nach einer mit Antibiotikum behandelten Streptokokkenangina den ersten heftigen Rheumaschub erlebt. Hauptsächlich sind das linke Kniegelenk und Sprunggelenk betroffen. Er lag über 6 Wochen in einer Kinderrheumaklinik und ist jetzt unter Cortisonmedikation wieder zu Hause. Er wirkt aufgedunsen, freudlos und bewegt sich zu Hause kaum. Außerdem hat er aufgrund der hohen Cortisongaben stark an Gewicht zugenommen[62]. Die Eltern wünschen sich sehr, dass das Cortison abgesetzt werden kann.

Zunächst erhielt er

SOLUNAT Nr. 3 Azinat	5 Tropfen morgens, mittags und abends
SOLUNAT Nr. 9 Lymphatik	5 Tropfen morgens und abends
SOLUNAT Nr. 16 Renalin	5 Tropfen morgens und mittags.

Da er sehr ängstlich wirkt, erhält er zusätzlich

SOLUNAT Nr. 4 Cerebretik	5 Tropfen am Abend und zur Nachtruhe

Daraufhin bessert sich sein Zustand erfreulich rasch und unter der Leitung des Hausarztes wird das Cortison Schritt für Schritt vorsichtig reduziert. Nach dem vollständigen Absetzen des Cortisons kommt es zu einem erneuten Rheumaschub, der einen nochmaligen Krankenhausaufenthalt und erneut hohe Gaben von Cortison notwendig macht.

Die Mutter gibt dem Kind auch in der Klinik oben genannte Solunate weiter. Der Junge erholt sich überraschend schnell und kann nach 3 Wochen die Klinik wieder verlassen.

Da er bei der abschließenden Blutkontrolle erhöhte Leberwerte zeigte, erhält er nun:

SOLUNAT Nr. 3 Azinat	3 Tropfen morgens, mittags und abends
SOLUNAT Nr. 8 Hepatik	5 Tropfen nach dem Mittag- und dem Abendessen
SOLUNAT Nr. 16 Renalin	3 Tropfen morgens und mittags
Weihrauch – Urtinktur	2–3 Tropfen morgens mittags und abends

62 Mb. Cushing durch Cortisongabe

Mittlerweile konnte das Cortison abgesetzt werden. Der Junge ist wieder ein lebhaftes und normal schlankes Kind. Die Ärzte in der Klinik waren über den weitgehend komplikationslosen Verlauf überrascht, vor allem weil die befürchteten Knochenwachstumsstörungen ausblieben.

Die Eltern gaben dem Jungen weiterhin

Weihrauch-Urtinktur	5 Tropfen täglich
SOLUNAT Nr. 3 Azinat	3 Tropfen mittags und abends
SOLUNAT Nr. 16 Renalin	5 Tropfen vormittags

Nach 3 beschwerdefreien Monaten wurde auch diese Medikation abgesetzt.

Arthritis urica (Gichtarthritis)

Fallbeispiel

Eine übergewichtige 67-jährige Patientin kommt mit stark knotigen Veränderungen an beiden Händen. Es ist eine Gichtarthritis.

Eine familiäre Belastung für Gicht liegt vor. Sie hat große Angst, dass ihre Hände vollständig versteifen. Die Gelenkschmerzen sind am stärksten bei kaltem Wetter und nach der Arbeit im Garten. Zu Gichtanfällen kommt es immer wieder nach Familienfesten und Feiertagen.

Sie pflegt ihre bettlägrige Schwester und versorgt alleine Haushalt und Garten.

Seit 3 Jahren hält die Patientin mit folgender Medikation ihre Schmerzen in einem für sie erträglichen Rahmen:

SOLUNAT Nr. 8 Hepatik	10 Tropfen mittags und abends
SOLUNAT Nr. 16 Renalin	10 Tropfen morgens und mittags
SOLUNAT Nr. 18 Splenetik	5 Tropfen morgens und abends.
SOLUNAT Nr. 3 Azinat	mehrmals 5 Tropfen über den Tag verteilt, wenn ein akut entzündlicher Schub auftritt

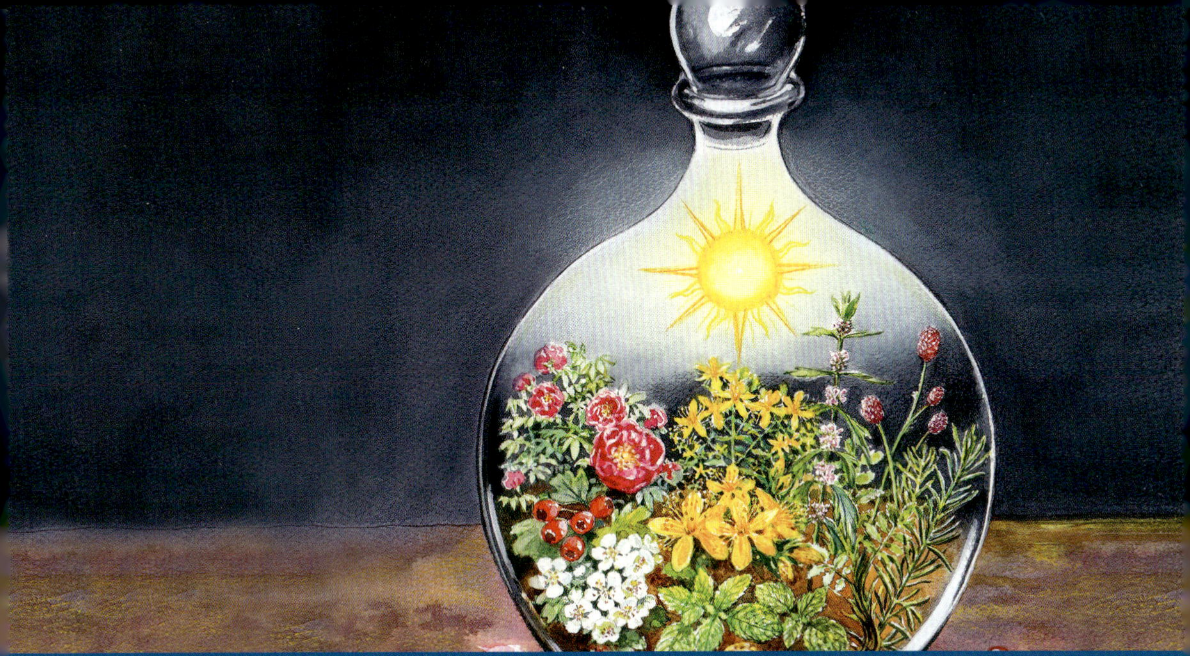

Anhang

Stichwortverzeichnis

Literaturhinweise

Dr. Müller Wohlfahrt, Hans Wilhelm und Montag, Hans-Jürgen. Verletzt... was tun, Hilfe zur Selbsthilfe bei Sportverletzungen (1966)

Proeller, Christoph. Eine geistige Reise durch den Kosmos (2007)

Proeller, Christoph. Rhythmik und Heilkunst, Die Soluna-Spagyrik (3 Bände, 2018)

Proeller, Hannes. Das Therapiehandbuch der Solunate, 3. Auflage (2011)

Soluna. Verordnungsunterlagen

Soluna. Die Solunate in der Praxis, Therapiepläne (2005)

Sulzenbacher, Siegfried. Seminarunterlagen für die Fortbildungsseminare der Firma Soluna

Sulzenbacher, Siegfried. Spagyrik, Eine Einführung für Behandler (3.Auflage, 2018)

Sulzenbacher, Siegfried. Die Soluna-Hausapotheke (Soluna-Veröffentlichung, 2017)

Sulzenbacher, Siegfried. Stoffwechsel und Verdauungsstörungen (2020)

Sulzenbacher, Siegfried. Therapiekonzepte bei psychischen Erkrankungen und Sucht (2018)

WALA. Wala–Verordnungsunterlagen

WELEDA.Weleda–Verordnungsunterlagen

Bildquellen

U1	© Soluna, Rita Mühlbauer
Seite 11	© Soluna
Seite 15	© Alexander von Bernus – Soluna
Seite 20/21	© Sulzenbacher, Huter'sche Typen
Seite 44	© Soluna
Seite 53	© Soluna
Seite 55	© vchalup – Fotolia
Seite 65	© drubig-photo – Fotolia
Seite 67	© photophonie – Fotolia
Seite 71	© ALDECAstudio – Fotolia
Seite 82	© kichigin19 – stock.adobe.com
Seite 88	© Paolese – Fotolia
Seite 103	© metamorworks – Fotolia
Seite 108	© YakobchukOlena – Fotolia
Seite 118	© Andrey Popov – Fotolia
Seite 127	© Soluna
Seite 129	© Sulzenbacher – Bindegewebe
Seite 137	© Sulzenbacher – Sonne und Mond im Tagesablauf
Seite 138	© Sulzenbacher – Reizantwort
Seite 141	© Sulzenbacher – Parasympathikotonie
Seite 142	© Sulzenbacher – Sympathikotonie
Seite 145	© Sulzenbacher – chron.-exsudative Reizantwort
Seite 148	© Sulzenbacher – chron.-proliferative Reizantwort
Seite 151	© Sulzenbacher – Regelstarre
Seite 154	© Sulzenbacher – überschießende Reizantwort
Seite 157	© Soluna
Seite 160	© Andrey Bandurenko – Fotolia
Seite 169	© Ocskay Mark – Fotolia
Seite 174	© ryanking999 – Fotolia
Seite 186	© nenetus – Fotolia
Seite 193	© zamphotography – Fotolia
Seite 196	© Gina Sanders – Fotolia
Seite 200	© seventyfour – Fotolia
Seite 206	© Budimir Jevtic – Fotolia
Seite 210	© RFBSIP – Fotolia
Seite 217	© Soluna, Rita Mühlbauer